PROMIS, ÇA VA ALLER

Photo de couverture : © David Delaplace

Photos p. 63, p. 89 et p. 91 : © Christophe Brachet

Affiche du film *La nouvelle guerre des boutons* 2011, réalisation Christophe Barratier, p. 29 : collection Christophel © La Petite Reine / TF1 Films Production / Studio 37

Photo Starship, p. 55 : © Photo12/ABC/SpaceX/UPI

Conception de la maquette : © Laure Faucon

Talent management : © Beastly Agency

ISBN : 978-2-221-26955-8
Dépôt légal : octobre 2023
Éditions Robert Laffont – 92, avenue de France 75013 Paris

Thomas Goldberg

PROMIS, ÇA VA ALLER

Robert Laffont

J'ai travaillé mes failles et je connais mes addictions,
maintenant je suis prêt à fight, je sais gérer la pression.

– Failles

Avant-propos

C'est l'histoire du méchant dans *La Nouvelle Guerre des boutons*. Enfin, de celui qui l'interprète. L'histoire d'un adolescent balancé dans la folie du cinéma, qui pendant une dizaine d'années s'est battu pour se faire une place dans cette jungle. Ça lui aura coûté son innocence et une dépression de trois ans. Après cet événement, il s'est reconstruit à travers les réseaux sociaux, essayant d'éviter à ses abonnés de se laisser enfermer dans le schéma qu'il a lui-même subi. Aujourd'hui, c'est la musique qui le fait vibrer, il a compris que ses mots pouvaient effacer certains maux, alors il a décidé de les mettre en chanson.

Ce mec, c'est moi.

BON, FAUT BIEN COMMENCER QUELQUE PART, HEIN

12 novembre 2022

Salut mon reuf.
Alors, je vais pas te mentir, je sais pas vraiment ce qu'on fait là.
Toi comme moi, je sais pas pourquoi on se retrouve dans cette situation.
J'ai 25 ans et on me demande de raconter mon histoire. Comme si j'avais assez vécu pour donner des conseils. Peu importe qui tu es, sache déjà que j'ai absolument pas la prétention de penser pouvoir te sauver de quoi que ce soit. Y a qu'un seul sauveur, et c'est ta tête.
En revanche s'il y a une chose que je me sens légitime de faire, c'est de parler de moi, te montrer dans quelle direction tu peux essayer d'avancer. Parce que je suis descendu tout en bas, j'ai perdu tout espoir, toute volonté, toute possibilité de me dire que je réussirai enfin à être heureux. Mais aujourd'hui c'est fini, j'ai gagné. Et c'est pour ça que j'écris ces lignes, pour te montrer à quel point rien n'est jamais assez grave pour abandonner. La vie c'est une succession de virages, ça change sans arrêt, avec du bien et du moins bien. C'est pour ça que le bonheur est si précieux ; parce qu'il est rare. Parce que si on était heureux tout le temps, ça vaudrait plus rien. C'est grâce à la douleur, la déception et la violence qu'on se rend compte d'à quel point c'est important.

En écrivant ces premières lignes, j'ai l'impression de pas être légitime, mais c'est un sentiment que je connais par cœur. Ça fait dix ans que je fais croire que j'ai confiance en moi, dix ans que je crie sur tous les toits que je vais arriver où je veux, sans vraiment y croire.
Parce que si tu t'autopersuades pas de tout ça, personne se battra à ta place, alors fonce tête baissée, tant que ton instinct te dit que c'est la bonne chose à faire.

La seule solution pour ne pas regretter c'est de **s'écouter.**

Fake it until you make it

16 octobre 1997

À ma naissance, j'étais déjà en train de baigner dans le cinéma sans même le vouloir. Ma maman est coiffeuse dans ce milieu et j'ai grandi en passant mon temps en tournage, entouré des plus grands acteurs du pays, assis à côté d'eux en loge à les regarder se préparer, emmagasinant des centaines de conseils et d'anecdotes. Mon papa est cascadeur, et c'est vrai que voir son père faire des combats de pirates à l'épée, des cascades à cheval et des bastons contre les méchants, y a rarement plus kiffant quand t'es enfant.

Si je t'explique tout ça, c'est pour te montrer que j'ai eu la chance (ou la malchance) de grandir dans ce milieu, que même sans vraiment vouloir devenir acteur, j'ai jamais vécu sans penser au cinéma.

Je pourrais aussi te dire que mon grand-père était un immense acteur de théâtre, pensionnaire de la Comédie-Française, que ma grand-mère était danseuse à l'Opéra et que l'histoire de ma famille est presque née dans un théâtre, mais là, ce serait presque *too much.*

Lol.

LA FAMILLE

J'ai eu la chance de grandir avec mes deux parents, qui s'aiment et surtout qui m'aiment plus fort que tout.

Si jamais tu es parent, que tu viens de l'être, que tu vas bientôt l'être ou que tu comptes l'être un jour, j'ai quelque chose à te demander. Écoute tout ce que te dit ton enfant, fais attention à son bien-être, ne néglige pas sa tristesse ou son incompréhension de quelque chose. Ne néglige pas un premier chagrin d'amour, une moquerie dans la cour d'école, un mot déplacé pendant une conversation. Analyse tout, et respecte tout, parce que toi aussi t'as été à sa place, et on t'écoutait pas, donc t'avançais pas. Alors donne-lui tout l'amour qui se trouve au fond de ton cœur, il en a besoin pour devenir la meilleure version de lui-même.

Qu'est-ce que c'est, pour toi, la définition de la famille ?
Je pense qu'elle est différente pour tout le monde. On n'a pas tous la chance de naître au bon endroit, entouré des bonnes personnes.

Je suis pour ma part assez partagé sur ce sujet. D'abord, il y a la vraie, première famille, celle du sang, qui est aussi et surtout la première qu'on connaît en arrivant sur Terre. Une partie de moi veut te dire qu'il faut prendre sur soi, accepter les fautes et les défauts des autres, prendre du recul et accepter ce lien indestructible qui te lie à ces gens. Mais une autre a très, très envie de te dire qu'on s'en fout. La vraie famille, c'est celle que tu choisis. Il faut pas avoir le même sang que quelqu'un pour s'entraider, se tirer vers le haut, et surtout prendre soin l'un de l'autre.
Je pense que toute ta vie tu vas rencontrer des gens qui entreront dans ton cœur, dans ta famille. La VRAIE famille, c'est l'équipe de super-héros que tu composes avec ton instinct. C'est la connexion immédiate entre deux humains qui nous fait prendre des risques pour eux tout au long de notre vie.

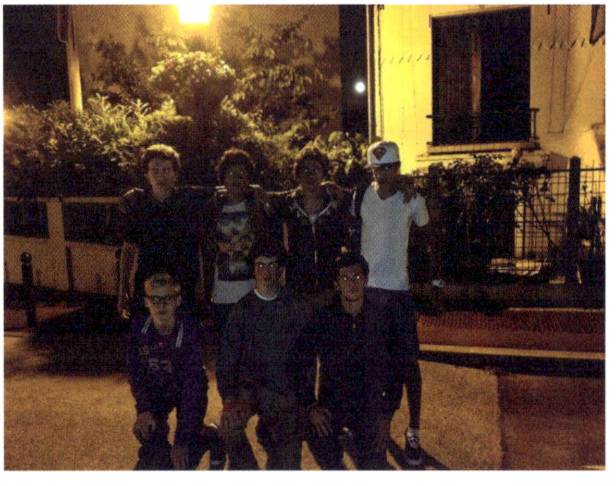

Mais revenons quand même sur cette idée d'acceptation de sa famille. Peut-être que tu n'aimes pas ta tante, ton cousin ou ton grand-père. Peut-être que la relation que tu as avec cette personne est toxique, que tu lui en veux pour quelque chose et que ça met un grand froid dans ton cercle familial. Déjà t'as

le droit, **ça sert à rien de tricher. Si quelque chose t'a fait du mal, t'as tous les droits de montrer que ça te plaît pas.** Mais devenir toxique ne fera que du mal autour de toi. Ton énergie, tu la projettes sur tous les gens que t'aimes, et si tu leur balances une énergie un peu nocive, ça devient des dommages collatéraux.
Il y a une question que tu dois te poser : As-tu envie d'améliorer cette relation ?

- Parce que si oui, perds pas de temps. Dis les choses, le plus calmement possible, mais essaie de faire comprendre ton point de vue. Prends sur toi quand la personne t'explique le sien, qui sait, peut-être que sa version des choses changera la tienne ou t'aidera à comprendre que rien n'est jamais tout noir ou tout blanc. Si tu n'as pas envie d'améliorer tout ça, ça nous amène au deuxième point.

- Prends soin de ceux que tu aimes. Ça impacte forcément les gens qui se trouvent autour de toi. Je reprends un exemple. Si tu ne t'entends pas avec ta cousine, ça fait forcément du mal à ta tante, peut-être même à ta maman. Parfois, ça vaut le coup de mettre son ego de côté.

Pour résumer, choisis ta famille de cœur, mais fais attention à ceux qui sont censés l'être à la base.
Surtout, prends soin de ceux qui ont pris soin de toi, et de ceux qui prennent soin de qui t'es encore aujourd'hui. Les autres, on les met sur le côté.

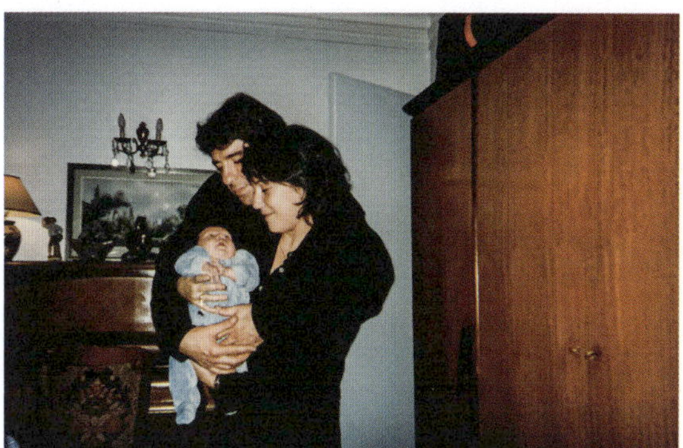

SHADOW

J'ai envie de te parler de lui maintenant, parce que ça concerne aussi la famille. J'ai eu un chien qui s'appelait Shadow et c'est la personne que j'ai le plus aimée de toute ma vie. C'était mon frère, mon acolyte, mon confident, mon collègue, mon meilleur ami.
Il est arrivé chez moi quand j'avais 8 ans, et j'ai passé quinze ans de ma vie avec lui. J'ai l'impression que le plus précieux chez un animal de compagnie, c'est son absence de jugement. Sa capacité à donner de l'amour sans jamais émettre de questionnement sur toi.

C'est ce qu'on ne possède peut-être pas, nous, les humains. Cette aptitude à aimer, à supporter, à accompagner sans rien attendre en retour.
Mon chien a été à mes côtés dans chacun de mes chagrins. Chaque fois que je claquais la porte de ma chambre pour aller pleurer dans mon lit, dix secondes plus tard, j'entendais gratter à la porte.
C'est le meilleur ami que j'ai eu de ma vie et je suis trop fier de pouvoir lui rendre hommage ici.
Si je te parle de lui, c'est pour te dire à quel point c'est important de vivre avec des animaux dans sa vie. Peu importe lequel, un rat, un chat, un caméléon, un chien, une chèvre, ils ont tous quelque chose à t'apporter.
Des dizaines de philosophes ont écrit des tonnes de bouquins pour te faire croire que les animaux n'ont pas de conscience, qu'ils n'éprouvent pas d'empathie, d'amour, etc. Apparemment ils feraient tout par instinct – genre à part manger, dormir et se reproduire, ils font pas grand-chose.
Qu'est-ce que je suis soulagé qu'aujourd'hui la science fasse passer ces philosophes pour des cons.

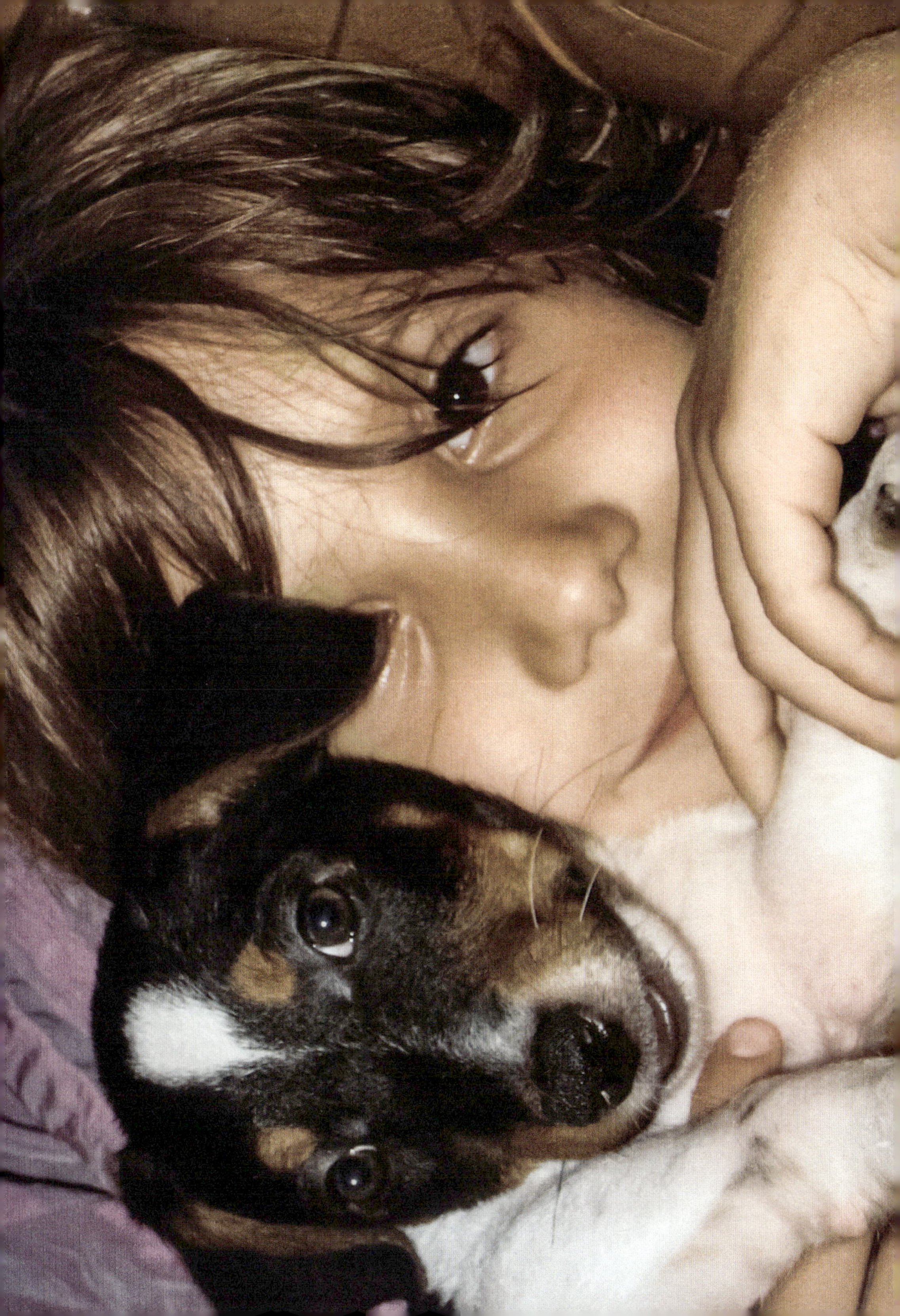

L'ÉCOLE

Il y a tellement de choses à dire...
J'en veux beaucoup à notre système éducatif. Parce que l'enfance et l'adolescence sont les deux périodes où tu apprends le plus de choses, et qui te suivront pour le restant de ta vie. Ta capacité à apprendre et à progresser sont ultra développées, c'est LE moment où tu peux emmagasiner le plus de choses. Mais c'est aussi la période où ta capacité à rester concentré, ton besoin de jeu et de distraction t'empêchent de progresser comme il faut. C'est assez contradictoire, et je n'ose même pas imaginer à quel point c'est compliqué de créer un programme scolaire, de trouver des solutions pour donner envie aux enfants d'apprendre un peu plus tous les jours, donc je n'émets aucun jugement sur ceux qui l'ont fait. Je déplore juste la manière avec laquelle ça a été fait parce que je l'ai subi.
Et je leur en veux de m'avoir fait passer à côté de la richesse de l'Histoire, de l'Égypte antique, de l'Univers, de la relativité générale, des trous noirs, de la conquête spatiale.
Parce qu'aujourd'hui je suis passionné par ces sujets, je passe des milliers d'heures à regarder des documentaires pour réapprendre tout ce que je me suis dépêché d'oublier pendant ma scolarité. Et, du coup, j'ai perdu du temps, parce qu'aujourd'hui ma capacité à apprendre et à progresser s'est un peu calmée.

Ah au fait, petit tips en passant : **Tu regretteras toujours d'avoir arrêté de pratiquer une activité.**
Toutes les choses qui te font du bien extra-scolairement, que ce soit un sport, un instrument de musique, un art, peu importe : n'arrête jamais. Parce que sinon, toute ta vie, t'as l'impression d'avoir gâché quelque chose de précieux. On peut se redécouvrir des passions toute sa vie, je ne suis absolument pas en train de dire que « si t'as arrêté la guitare quand t'étais petit, c'est foutu », mais ça sera toujours plus dur.
On apprend toujours vite et mieux quand on est enfant, alors c'est pareil pour ta passion.

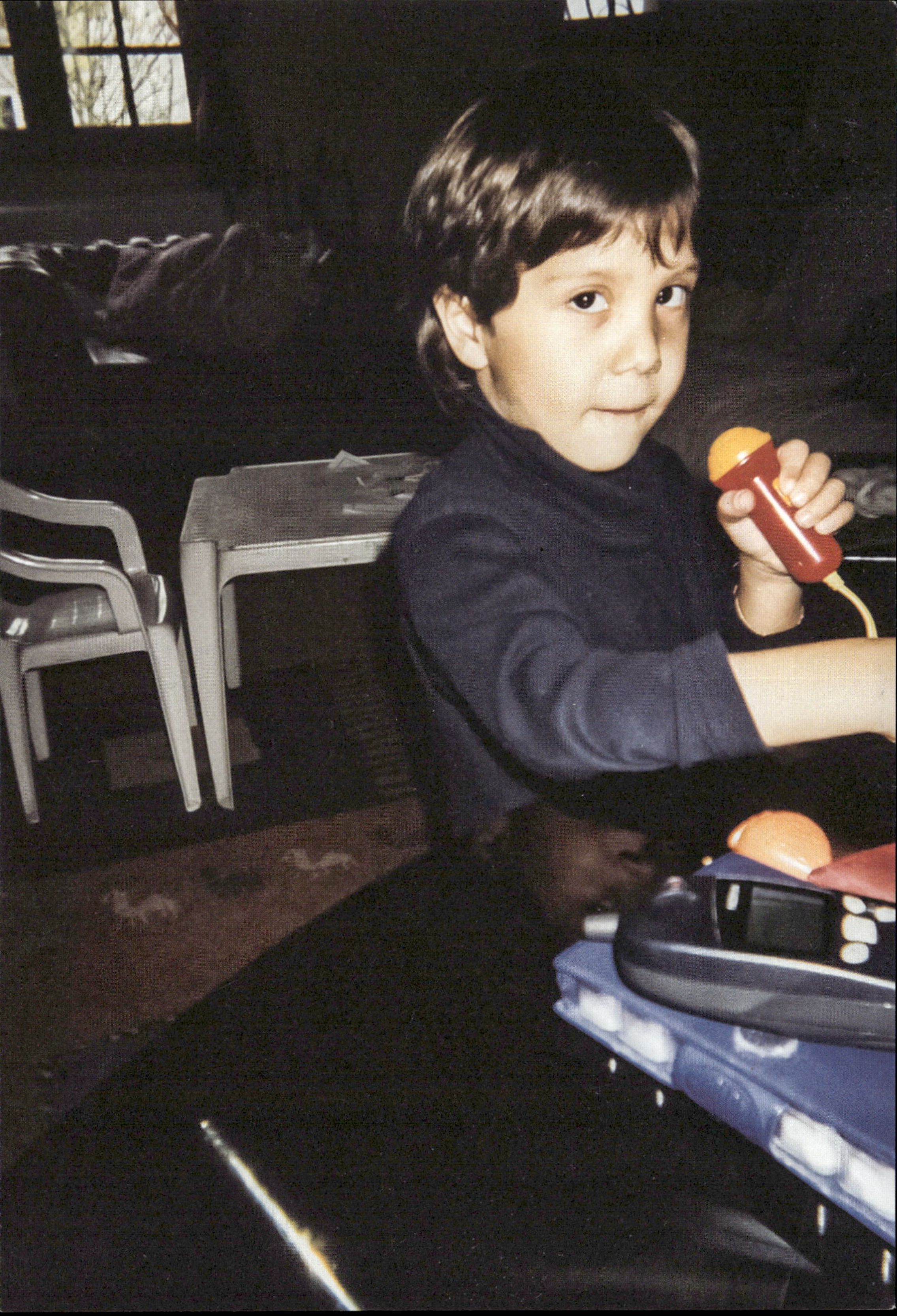

Je te dis ça parce que j'ai fait sept ans de piano et qu'aujourd'hui je sais plus déchiffrer un morceau.
Si tu savais à quel point je rêve de pouvoir faire un concert en piano voix et combien je regrette de ne pas avoir eu le courage de continuer, quand j'avais l'impression que ça ne me plaisait plus assez.

C'est souvent l'adolescence qui te dévie de ta passion. La découverte de toutes ces choses qui composent la vie te fait oublier l'importance des bases de ton enfance, et c'est trop important de jamais les perdre. Donc : on laisse pas tomber, et on y réfléchit à deux, trois, vingt fois avant d'abandonner une activité.

ÊTRE PARENT EN 2023

Depuis une dizaine d'années, une expression émerge : « Ah ouais non, moi je veux pas faire d'enfants si c'est pour les envoyer dans ce monde pourri qu'on est en train de détruire. »
Alors. Avant toute chose, sache que tu fais absolument ce que tu veux. T'es pas obligé·e d'avoir un enfant, peu importe les pressions, celle de la personne avec qui tu es, celle de tes parents, on peut te mettre tous les coups de pression du monde, t'es libre de prendre ta décision. Et toutes tes motivations sont légitimes.
J'ai l'impression qu'**avoir un enfant reste quand même la plus belle chose qu'on puisse vivre dans notre existence**. Déjà parce que tout le monde le dit, il doit y avoir une raison. Parce qu'apparemment, tout le reste devient futile instantanément, parce que tu ressens un amour que tu n'as jamais connu, plus fort que tous les autres. Parce que d'un coup, tu serais prêt à échanger ta vie contre la sienne.
Transmettre tout ce que tu as vécu, lui apprendre toutes les plus belles choses de ta vie, laisser derrière toi tout ce que tu as traversé de négatif pour en tenir ton enfant à distance… C'est assez égoïste, mais devenir parent, c'est vivre à travers quelqu'un d'autre, et donc tout faire pour qu'il ait la meilleure vie, celle que tu n'as jamais pu avoir.

Mais je comprends qu'on ne veuille pas donner la vie aujourd'hui. Je ne suis pas d'accord, et je vais t'expliquer pourquoi, mais je comprends. Parce que l'humanité n'a pas l'air d'aller en s'améliorant. Des millions de gens ne mangent pas à leur faim, d'autres sont persécutés pour leurs opinions ou leur sexualité. Chaque jour le monde a l'air d'encore plus partir en couille que la veille et la nostalgie de ton enfance te dit que ça n'ira qu'en empirant.
Si on partage tous ce mindset et qu'on y croit aussi fort que ça, c'est sûr qu'il y a peu de chances que ça s'améliore.
Avec tout ce qui ne va pas dans le monde, chaque nouvelle génération qui arrive est encore plus concernée par toutes ces problématiques que celle d'avant. C'est peut-être grâce à tes enfants qu'on réussira à changer. Je pense qu'on trouve toujours tout mieux avant. Peu importe l'époque, la nostalgie est toujours là.

Pour moi, ça laisse deux options :

- Soit le monde ne fait qu'empirer depuis des siècles, parce que l'Humanité est destinée à se foutre en l'air et c'est effectivement À CHAQUE FOIS pire après.
- Soit c'est dans la tête. C'est une transmission de pensée qui se fait : à chaque fois tu crois que c'était mieux avant, mais c'est parce que c'est le principe même des souvenirs, oublier le négatif pour ne garder que les bonnes choses, parce que ton cerveau se protège.

Avoir des enfants c'est beau, et ça changera ta vie, mais faut être prêt.

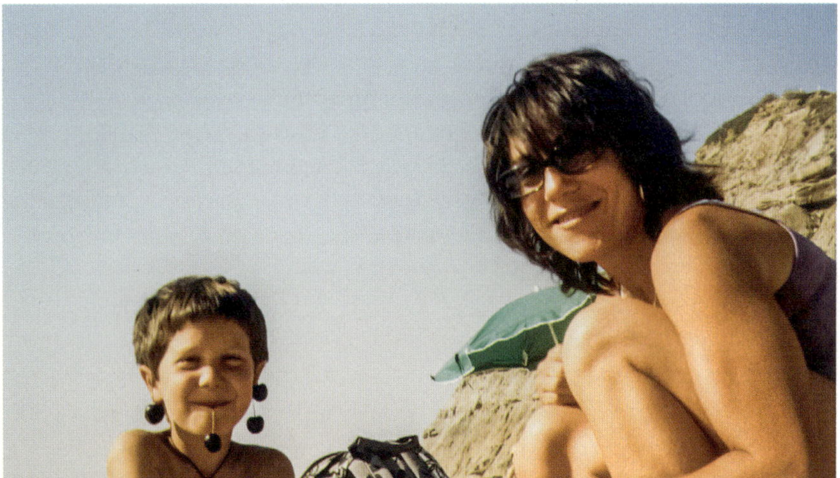

Problème :
le syndrome de l'imposteur

Je sais pas pourquoi on ne se sent jamais légitime des choses qu'on réussit. Quand on galère, là oui, on considère que c'est bel et bien notre faute, mais dès qu'on réussit, c'est plus un coup de chance qu'autre chose. Comme si c'était trop beau pour être vrai, et qu'une fois que ça arrive, tout le mérite disparaissait. C'est ce que je vis depuis presque douze ans maintenant, et j'ai connu ça dès mon premier jour de tournage.
Je cherche pas à te rassurer mais à te montrer que c'est quelque chose qu'il faut accepter et qu'on peut même tourner en positif : **c'est humble de pas se sentir à la hauteur**. C'est une grande qualité professionnelle, l'humilité. Ça montre que tu continues à te remettre en question, que tu sais que tu n'es pas au-dessus des autres et qu'il est important de ne jamais s'enflammer ; ne jamais se sentir arrivé à la fin du jeu. Mais il est évident que la limite est très fine entre douter de soi et être humble.

Si tu ne te sens pas à la hauteur, si tu as l'impression que tu vas être nul·le et que les gens autour vont s'en apercevoir, tu vas effectivement finir par l'être. Oui, je suis désolé, mais ce sont tes émotions qui dirigent tout le reste, donc si ton cœur et ton cerveau ne croient pas en ce que tu veux réaliser, il n'y a aucune raison pour que ça se passe bien. Ce que j'essaie de t'expliquer, c'est que **la moindre des choses à faire, c'est de ne pas douter de ta capacité à réussir. Si t'en doutes, tu l'annules presque**.
Ça fait donc douze ans que j'ai cette sensation, douze ans que, peu importe la nature du projet ou mon rôle dans celui-ci, j'ai peur de rater ; mais pour m'en sortir j'ai trouvé une solution.
... parce que si y a pas de solution, c'est qu'il y a pas de problème.

Solution :
« Fake it until you make it »

Ce qui marche dans notre société, c'est l'assurance.

L'assurance qu'il y a dans ton regard. C'est drôle, mais si t'y crois et que tu fais croire aux autres que tout est normal, ça finit par se passer comme ça.
Je te dis pas que j'ai pas galéré pour autant. J'ai essayé de faire croire que c'était normal qu'on me propose un rôle principal sur Netflix, et c'est pas pour autant que c'est arrivé.
Mais ça me permet de continuer à me battre. Je veux que toi aussi tu te battes. Pour tout ce qui te fait vibrer, peu importe ce que c'est, c'est trop important que tu donnes tout, y a rien de pire que les remords.
Je vais te donner un exemple.

Aujourd'hui, j'ai 25 ans, et je change de métier. Ça fait onze ans que je suis acteur mais j'ai décidé de me lancer dans la musique. Sans préparation, sans école, sans validation de qui que ce soit. Parce que ça brûle à l'intérieur de moi.
Je sais que tous les jeunes acteurs qui lisent ça doivent me trouver dingue d'abandonner avec un CV aussi cool. Mais j'abandonne pas, je fais une pause. J'ai décidé que c'était pas pour maintenant, t'inquiète, je t'explique tout un peu plus tard.

Revenons à la musique. J'y crois tellement fort... Donc j'ai retenu la leçon.
J'ai pas cru assez au cinéma, au fond de moi c'était pas aussi chaud. L'industrie du cinéma m'a installé dans une case dans laquelle je me complaisais, mais c'était pas ce que j'avais envie de faire réellement. À la base je ne voulais pas être acteur, mais en découvrant tout ça je me suis découvert une passion. J'ai jamais été aussi heureux que sur un plateau de tournage, donc je sais à quel point j'ai aimé découvrir ce milieu, mais j'ai jamais eu autant d'étoiles dans les yeux en voyant un acteur jouer qu'en voyant un chanteur chanter.

J'ai eu l'immense chance de voir jouer Gérard Depardieu, Marion Cotillard, Pierre Niney, Gilles Lellouche, François Cluzet, Guillaume Canet, Omar Sy... BREF. Cette liste est infinie.
Et pourtant, j'ai jamais autant frissonné qu'en voyant Nekfeu remplir son premier Olympia solo ou Angèle son premier Trianon.

Je peux même te dire que je vais avoir un disque d'or, que je vais remplir l'Olympia. Parce que si je te fais pas croire que c'est normal, qu'ÉVIDEMMENT je vais exaucer tout ça, y a personne qui le fera à ma place.

LE STAGE DE THÉÂTRE

1er décembre 2010

Petit saut de treize ans en arrière. Il s'est pas passé grand-chose pendant toutes ces années. J'étais un enfant normal, épanoui, qui a eu la chance de grandir avec l'amour de ses deux parents. J'avais des potes, une amoureuse, je faisais du sport, je me débrouillais bien à l'école, tout était presque parfait. Je sentais juste au fond de moi qu'il manquait quelque chose, que déjà à cet âge, il fallait me trouver une passion pour me stimuler, avoir l'impression d'avancer quelque part.
Un jour de décembre 2011, ma meilleure amie (qui était accessoirement mon premier chagrin d'amour) me propose de l'accompagner à un stage d'improvisation.
Je peux maintenant vous le dire, avec le recul : j'ai uniquement accepté pour la reconquérir et passer une semaine avec elle.
Je pourrais essayer de vous faire croire que « c'est le destin », que ce stage de théâtre a été la révélation de ma vie, que ma passion pour le métier d'acteur s'est déclenchée instantanément ce jour-là, mais vous allez voir, c'est beaucoup moins glamour.

PREMIER COURS DE THÉÂTRE

16 décembre 2011
(Musique épique dans ta tête.)

Ça y est. Je suis sur scène, je vais jouer pour la première fois, je sens la pression du projecteur qui m'éblouit, les regards et les chuchotements des gens dans le public... Mais, contrairement à Zidane touchant pour la première fois un ballon de foot... Bah... Rien du tout.
J'vous avais dit, hein.
D'abord parce que je n'ai pris aucun plaisir. Je me suis pas senti à ma place, j'étais gêné, j'avais hâte que ça se termine avant même que ça ait commencé – je m'enfonçais déjà dans mon siège quand le prof demandait qui voulait monter sur scène, bref, l'horreur.
Le dernier jour de cette semaine de stage, une directrice de casting passe nous voir pour nous regarder jouer et nous en apprendre plus sur son métier. À la fin de la journée, elle nous explique qu'elle a gardé nos noms et nos photos, au cas où elle voudrait nous appeler un jour pour passer un casting.
Même les jeunes rêvant de faire ce métier n'y croyaient pas. Alors autant te dire que j'en attendais encore moins. Et pourtant...

20 février 2011

Ce dimanche-là, mon père reçoit un coup de fil d'Agathe Hassenforder (j'espère que tu lis ces mots, Agathe, merci de m'avoir permis de devenir qui j'ai toujours rêvé d'être), la directrice de casting. Elle me propose de passer une audition pour le remake d'un film culte, qui parle de guerre et de boutons... Je ne me souviens plus bien de ma réaction sur le moment ; je me souviens juste que mes parents m'ont tout de suite mis en garde : « Le cinéma, c'est le meilleur et le pire milieu du monde : c'est merveilleux, mais ça peut aussi être très dur. »
Aujourd'hui, je réalise que ce sont peut-être ces mots qui m'ont permis de tout de suite pas m'enflammer. Je vais donc passer un casting, le premier de ma vie ; et sûrement le dernier – si ça se passe comme les cours de théâtre, non merci.

LE CASTING

14 mars-avril 2011

Je fais les essais pour le rôle principal, celui de Lebrac. Ça se passe plutôt bien, mais en sortant je m'aperçois que je n'en ai pas grand-chose à faire. Je ne me rends pas vraiment compte de ce que ça serait d'avoir un rôle si important dans un si gros film ; et comme tu le sais, j'suis toujours pas passionné.
Puis on me rappelle pour un call-back, c'est-à-dire l'étape suivante, où cette fois-ci on rencontre le réalisateur. Ça se passe hyper bien, je suis un peu habitué à l'endroit et à l'exercice, donc plus détendu. En sortant je commence quand même à me dire que ce serait sympa de jouer dans un film ; que le texte est cool et qu'en plus on a l'air de me dire que j'suis pas trop mauvais.
Un soir d'avril, je sors du volley-ball (oui, j'avais d'autres ambitions à l'époque) quand mon père m'appelle :

Papa

Tom, j'ai deux nouvelles ; une bonne et une mauvaise,
je commence par laquelle ?

Moi

Ben, la bonne ? *(Stratégiquement pas dingue, je vous l'accorde.)*

Papa

Bon, ben je vais commencer par la mauvaise.
T'as pas été pris pour le rôle de Lebrac.

Moi

Ah. Et la bonne, du coup ? *(Moi qui m'attends à ce qu'il me dise qu'on va manger McDo ce soir...)*

Papa

C'est toi qui vas jouer le méchant du film.

Je crois que c'est à ce moment-là que j'ai réalisé à quel point tout ça comptait pour moi, depuis le début, parce que j'ai ressenti un truc fou. Pour la première fois de ma vie, j'étais fier de moi. Pour la première fois je me sentais utile, important, au centre du jeu.
C'est la première fois que j'ai pleuré de joie, et ce jour-là je me suis juré de tout faire pour retrouver cette sensation le plus vite possible.

LE TOURNAGE

23 mai 2011

Bon, ça y est, intro terminée, je vous ai planté le décor, maintenant on entre dans le vif du sujet.

C'était mon premier jour de tournage, la première fois que quarante regards étaient braqués sur moi dès qu'un « Action » était prononcé, c'était terrorisant mais, à la fois, j'ai ressenti pour la première fois que j'avais enfin l'impression de maîtriser ma vie.
Comment poser des mots sur ce que j'ai ressenti ce jour-là… C'était juste… normal. Aussi normal que de sortir son premier mot, faire son premier pas, rien d'étrange à part d'avoir eu tant de temps à attendre pour vivre ça.
Pourtant j'me trouvais mauvais hein, j'ai jamais été fier ou sûr de mon jeu d'acteur, mais ils avaient l'air satisfaits ; alors je faisais croire que je l'étais aussi.
« Fake it until you make it. »
Apparemment, ça s'appelle le **« syndrome de l'imposteur »** ; ne pas se sentir à sa place. Mais… C'est hyper paradoxal, hyper subjectif, personne devrait décider à ma place de si je suis légitime ou pas. Ah, oui, justement, personne le fait : c'est moi, tout seul avec mon pauvre avis personnel, qui prends la liberté de me juger. C'qu'on peut être bête, hein.
Néanmoins, ce jour-là, y avait un sentiment de fierté et de sécurité, que j'ai mis des années à retrouver autre part qu'en tournage. (Je devrai le retrouver avec la musique, RDV à mon Bercy dans quelques années.)
Bon, en tout cas j'suis piqué. Et ce jour-là, j'ai enfin compris pour quoi j'allais me battre tous les matins en me levant.

PROBLÈME :
« SE SENTIR ARRIVÉ »

Grâce à ces douze années d'expérience, j'ai l'impression de savoir ce qui distingue ceux qui sont toujours au top de leur carrière et ceux qui ont redescendu la pente du « succès ».
Ceux qui ont l'impression d'avoir réussi – dans le sens large du terme –, ceux qui pensent avoir tout compris, qu'ils maîtrisent tout et qu'ils contrôlent le *game* finissent toujours par se planter. **En réalité, il faut tout le temps se réinventer, constamment faire attention à tout ce qui est nouveau, parce que le principe même de l'humanité, c'est l'évolution. C'est de s'améliorer, d'emmagasiner toute l'expérience de la vie.**
Tu sais ce qui peut te faire devenir un vieux con ? C'est pas une question d'âge hein. C'est si un jour, tu penses que t'as assez appris. Alors ça veut dire que t'as déjà perdu.
Et encore une fois, là je te parle d'art, mais ça marche avec absolument tout.

Solution :
la soif de rêve

Je pense que la solution la plus saine pour ne jamais s'enflammer ni se croire arrivé, c'est de toujours voir plus loin. C'est vrai que ça peut avoir pour conséquence de ne jamais être vraiment satisfait, mais au moins tu ne risques que de monter. Si tes attentes sont toujours plus hautes au fur et à mesure que tu montes, ça montre que t'es toujours sur le bon chemin.

LA SORTIE

21 septembre 2011

Aujourd'hui le film sort, et c'est officiellement LÀ que ça part en couille. Parce que ce jour-là, rien n'était réel, tout était extrêmement surfait, mais à la fois si normal. Comme si c'était prévu, comme si je m'y attendais. Se voir sur un écran de 16 mètres sur 9, être applaudi par une salle de 500 personnes, donner des heures d'interview dans un palace parisien, se faire flasher par des dizaines de paparazzis, écumer plusieurs plateaux de télévision par jour ; tout me semblait naturel, j'étais à ma place... et à la fois le plus gros imposteur du monde. Pourtant, tout ça, c'est pas normal pour un ado. Et y a absolument toutes les chances pour que ça le détruise, s'il est pas bien entouré. C'est le problème de cette industrie. On crée des nouvelles stars qu'on abandonne aussitôt le projet fini. Quand un acteur n'est plus assez *bankable* ou prometteur ? On le laisse se démerder seul pour se faire une place dans un milieu qui est fait à 95 % de piston.

Ça y est, ça me vener. Pouce. On fait une pause dans le livre ; j'ai un petit message à passer aux jeunes acteurs français qui rêvent de réussir dans ce métier :

N'attends personne. N'attends pas un casting, n'attends pas un rôle, n'attends pas un agent, n'attends pas qu'on t'aide. Parce que dans ce pays, 80 % des productions n'ont tellement pas confiance en leur projet qu'elles prennent toujours les mêmes acteurs, pour s'assurer un minimum de bif quand le film sortira. Pour avoir un agent il faut avoir une bande démo, pour avoir une bande démo il faut avoir eu des rôles, pour avoir eu des rôles faut avoir des castings, pour avoir des castings faut avoir un agent.

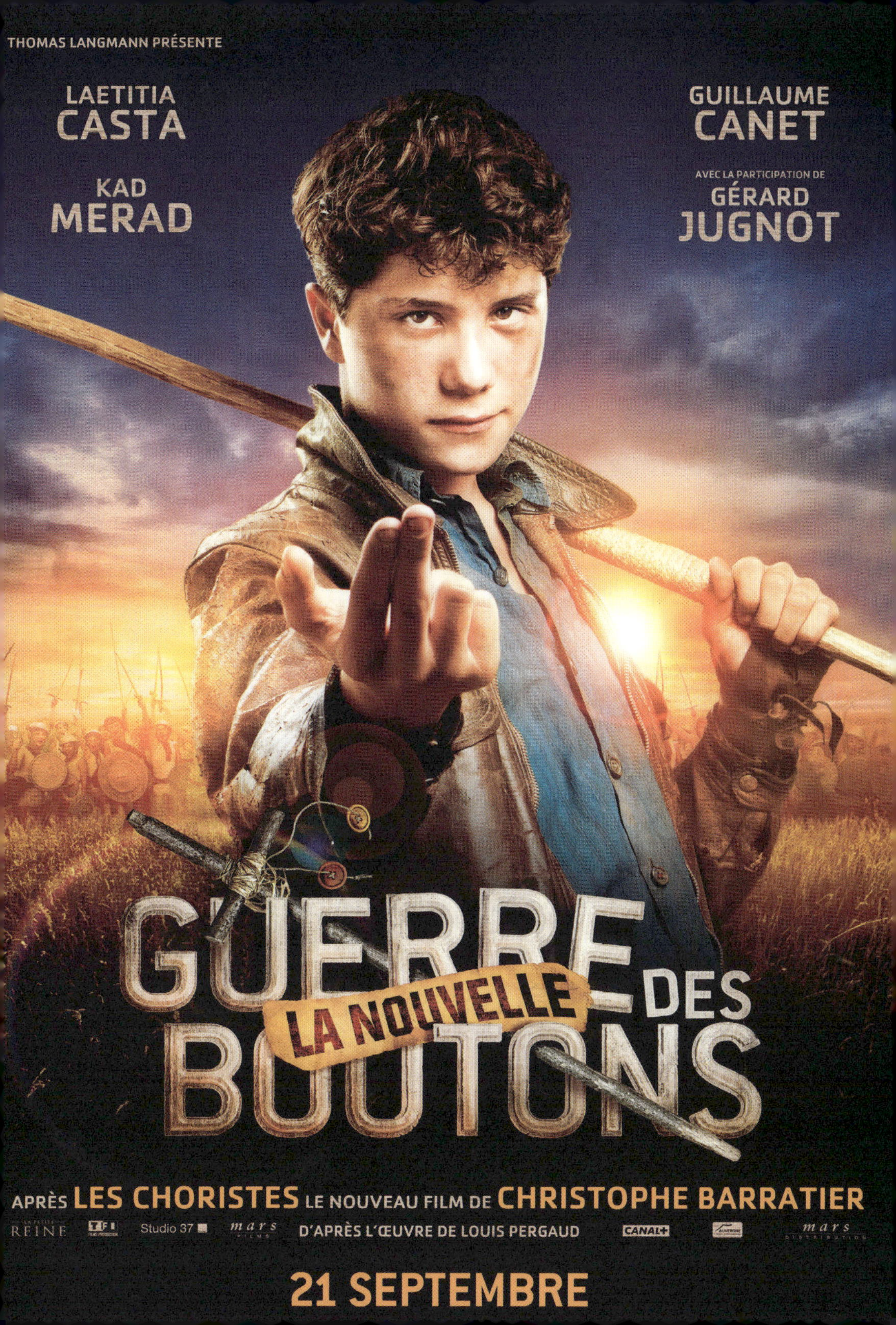
THOMAS LANGMANN PRÉSENTE
LAETITIA CASTA
GUILLAUME CANET
KAD MERAD
AVEC LA PARTICIPATION DE GÉRARD JUGNOT
LA NOUVELLE GUERRE DES BOUTONS
APRÈS LES CHORISTES LE NOUVEAU FILM DE CHRISTOPHE BARRATIER
D'APRÈS L'ŒUVRE DE LOUIS PERGAUD
21 SEPTEMBRE

Oui, oui, c'est absolument stupide, mais bon, on fait toujours des films avec Franck Dubosc donc tout va bien. BREF. N'attends rien de cette industrie rouillée qui n'avance plus artistiquement depuis dix ans. NON, je ne fais pas une généralité, et j'espère de tout cœur que t'auras la chance de tomber sur le peu de gens talentueux et bienveillants de ce milieu. Mais fais tes trucs tout seul. T'as besoin de rien ni personne. Prends un iPhone, écris un scénario qui tue, et fous ça sur YouTube.
Tout ce qui est talentueux finit toujours par briller, d'une manière ou d'une autre.

« Pour faire des films t'as juste besoin d'un truc qui filme, dire j'ai pas de matos ou pas de contacts c'est un truc de victime »

- Orelsan, *Notes pour trop tard*

Pardon, je me suis égaré, mais ça me démangeait de dire ça depuis un moment. Les années qui suivent, il s'est pas passé grand-chose dans ma carrière d'acteur. J'ai tourné quelques projets mais rien de franchement intéressant. En revanche j'suis devenu ado, et de la vie d'un ado, y a pleeeeeeein de choses à dire.

L'ADOLESCENCE

C'est absolument la partie la plus importante de ta vie. C'est la plus importante parce qu'elle incarne le parfait mélange entre ton enfance et ta vie d'adulte.

Je préfère te rassurer, **on devient pas un adulte, on apprend à l'être**. On apprend à remplir tous ces papiers administratifs horribles, on apprend à devenir raisonnable. En fait, on reste tous des enfants, mais des enfants qui évoluent. Un adulte, c'est juste un enfant qu'a appris plein de choses pour s'en sortir dans la vie.

Pendant ton adolescence, tu découvres tout. Ta manière de voir les choses, les valeurs et les principes qui comptent pour toi, ce qu'il se passe dans ton ventre quand la personne dont t'es amoureux·se passe à côté de toi dans un couloir.

Toutes ces premières fois sont tellement importantes, elles te montrent vers quoi t'as envie de te diriger.

Il n'y a pas de « bon » âge pour vivre tout ça, on va tous à notre rythme, et c'est tellement mieux comme ça.

L'adolescence, c'est aussi se comparer avec tous les autres autour de nous, se sentir jugé – et l'être – parce qu'on est différent.

Un adolescent, c'est aussi la personne la plus méchante et violente qui soit. Parce qu'elle connaît assez de choses sur la vie pour savoir quoi dire de méchant, mais aussi parce qu'elle n'a pas appris à être empathique, elle ne réalise pas le poids de ses mots ou de ses actes comme un adulte.

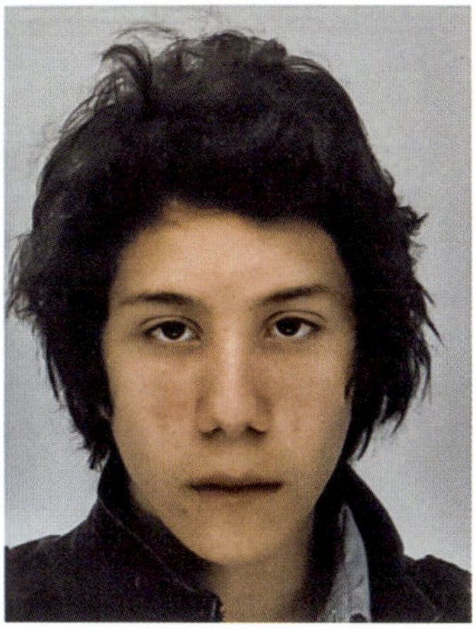

**un adulte,
c'est juste
un enfant qu'a
appris plein
de choses
pour s'en sortir
dans la vie**

C'est pour ça que c'est si dur. Y a pas de cadeau, et c'est une jungle de laquelle tu ne sortiras qu'en grandissant.
Mais je veux que tu croies au fait que ça va passer. Peu importe ce que tu vis, ce que tu vivras ou ce que tu as vécu, ça va passer, et un jour tout ira mieux. C'est toujours pareil, si t'y crois, ça arrivera.

L'adolescence, c'est aussi très important pour tes objectifs. Il n'y a pas d'âge pour se découvrir une passion, un rêve, mais c'est pendant cette période que la réalité dépasse tes rêves d'enfant. C'est là que tu comprends que devenir pilote de chasse ou créer un pays avec que des poneys va être compliqué. Alors il faut s'en façonner d'autres. Mais ça tombe bien, cette période est justement là pour tout te faire découvrir, le choix est grand.

Je ne sais pas quel âge tu as au moment où tu lis ces lignes, mais si jamais tu penses avoir passé cette période, que pour toi c'est « trop tard », que ta vie est tellement faite des mêmes choses tous les jours que tu ne découvres plus rien ou que tu n'as plus rien à découvrir, c'est faux.
Accepte de rêver un peu, sors, regarde bien autour de toi, et reviens me voir.

Pendant toutes ces années, il s'est pas passé grand-chose pour moi cinématographiquement parlant. Je pourrais vous raconter quelques tournages qui se sont pas très bien passés, mais ça reviendrait à bitcher publiquement sur des gens sans grand intérêt. (Je rigole, tu crois que je vais me gêner ? ! Ça arrive après...)

Certes ces cinq années n'étaient pas remplies de tournages, mais en revanche j'ai vécu une grande partie de ce qui m'a permis de me construire.

L'adolescence, c'est à la fois la meilleure et la pire partie de ta vie. Tu découvres plein d'émotions, plein de sensations, plein de premières fois.
C'est là que tu peux tout tester, tout expérimenter, voir où sont tes limites et surtout voir ce qui te fait kiffer. Mais c'est aussi là que ça fait mal. Parce que le premier chagrin d'amour, c'est une des sensations les plus violentes qui puissent être.

À tous les parents qui lisent ces lignes : ne sous-estimez jamais la peine de votre enfant, surtout quand c'est lié à un chagrin d'amour. Parce que vous devez être son ou sa meilleur·e ami·e.
À cet âge-là, on a juste besoin de se sentir compris et écouté.

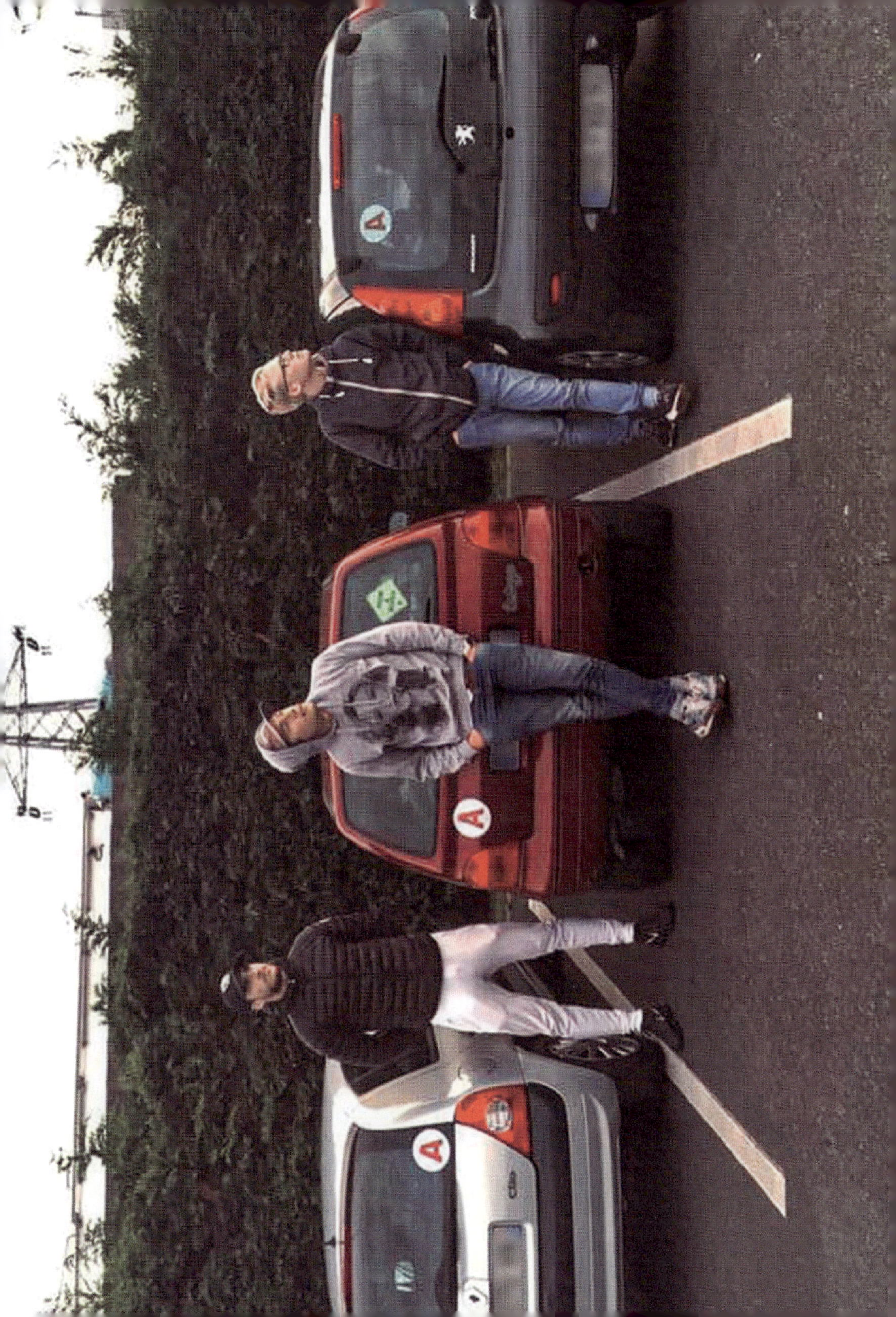

GRANDIR

Qu'est-ce que ça veut dire, grandir ? Pourquoi ça fait aussi peur ? Pourquoi t'as autant l'impression de pas réussir à le faire comme il faudrait ?
J'ai l'impression que grandir, c'est comme mettre le grand angle sur l'iPhone. C'est être apte à prendre du recul, à considérer tous les faits d'une situation, à voir plus grand sans changer de place. C'est aussi être de plus en plus juste. L'injustice, ça pue la merde.
Je pense que chaque humain a un chemin différent, qu'absolument tout ce que tu vis est utile à ta progression. Il faut que t'acceptes tout ce que tu vis. Tu peux RIEN faire pour changer ça, absolument RIEN. Peut-être que, au fond, tu te trouves immature par rapport à...

STOPPPPPPPP !
LE REGARD DES AUTRES, ON S'EN FOUT COMPLET.

Pour eux, tu seras toujours pas assez, toujours trop, jamais ce qu'il faut. Mais tout ça c'est pour les autres. Tu peux aussi être assez, et pas trop, et pile ce qu'il faut. Tu peux même l'être seulement pour toi, et c'est ça la victoire. Ne même plus se soucier de ce qu'ils pensent. En revanche, pour ça il faut respecter l'espace vital des gens. Ça veut dire laisser les autres tranquilles. Tu peux pas faire du mal autour de toi et dire que tu t'en fous de ce qu'ils pensent. Pense qu'à toi et à ce qu'il faut pour être en paix. En paix avec toi, donc avec tout le monde.

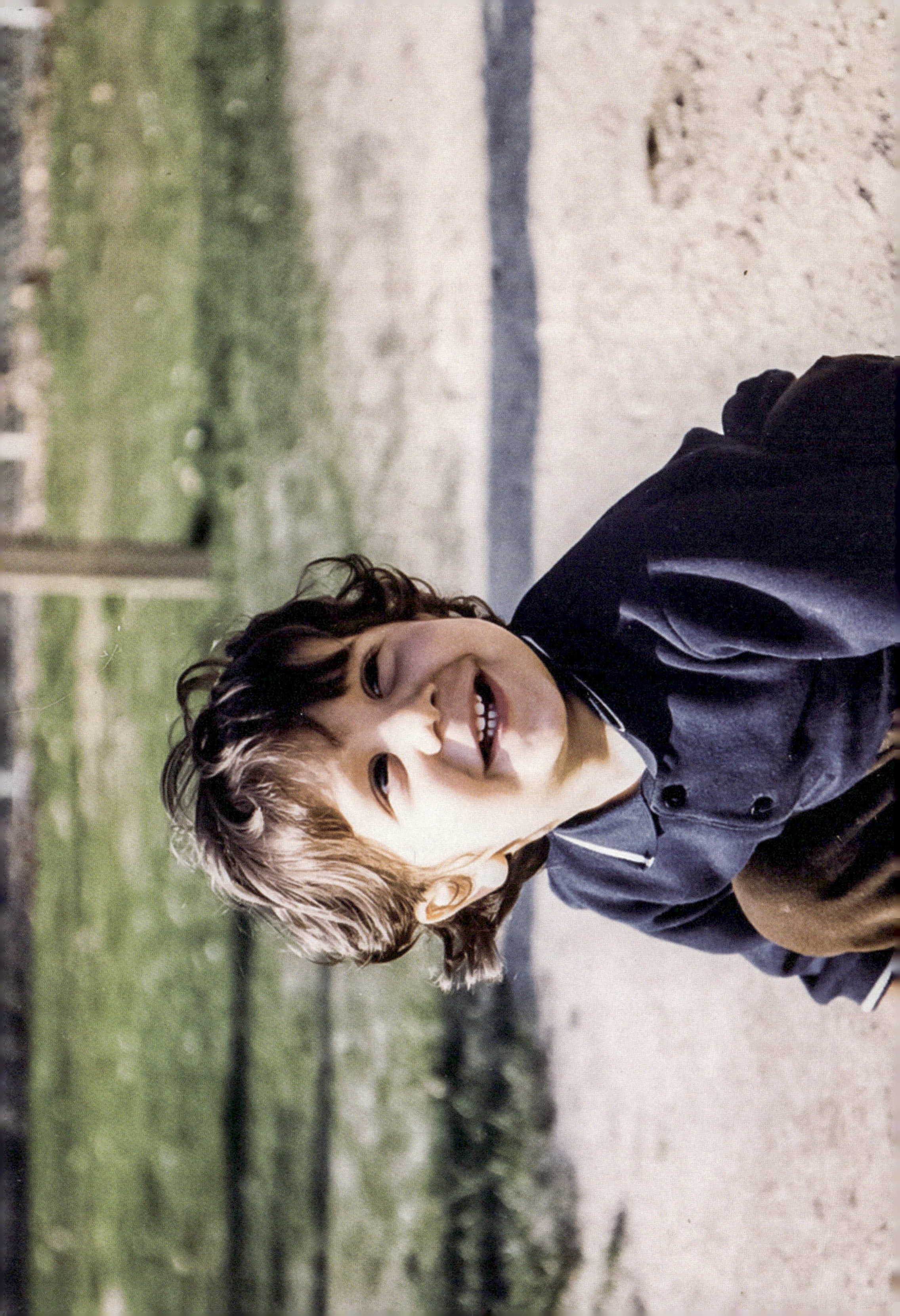

LES SOUVENIRS

Les souvenirs disparaissent avec le temps. C'est assez dur à dire, et encore plus dur à entendre, mais même si tu mets toute ton énergie chaque jour pour t'en rappeler, ton cerveau finit par oublier certaines choses. Je ne me souviens plus de l'odeur qu'avait ma grand-mère, ni de sa voix. Pourtant j'aimerais plus que tout pouvoir m'en souvenir, mais ça fait une quinzaine d'années, et mon cerveau est pas si compétent que ça, apparemment.
En revanche, c'est notre mémoire vive qui les oublie. Ton inconscient, lui, n'a rien oublié, ton cœur et ton cerveau forment une équipe de fou qui s'appelle la nostalgie. C'est grâce à leur travail que tu reconnais un parfum que tu n'as pas senti depuis des années. Ton cerveau décide de filtrer certaines choses, mais ce que t'as vécu un jour reste pour toujours dans ton disque dur.

C'est pour cette raison qu'il faut surtout vivre avec son présent et son futur. Parce que le passé fait mal. Peu importe la raison, peu importe le fond du souvenir en lui-même, ça finit par être douloureux. Un souvenir négatif peut ne plus avoir AUCUNE influence factuelle sur ta vie aujourd'hui, pourtant, quand il arrive dans ta tête, il te fait mal, dans ton présent.

On l'a dit plus tôt, le cerveau fait office de filtre dans ta mémoire. Un traumatisme, c'est quand le vécu est trop dur à filtrer pour ta tête. C'est pour ça qu'il faut accepter qu'on t'aide si c'est le cas, parce que ton cerveau a beau être fort et être ton meilleur allié, il a le droit de faiblir parfois. Alors aide-le, et fais-toi aider par des gens qui savent comment. Tout ça, c'est pour toi. Un traumatisme c'est un souvenir en plus *hardcore*. Ça implique ton corps, tous les sens qui te composent : **accepte que ce soit pas facile, et c'est comme ça que ça le devient.**

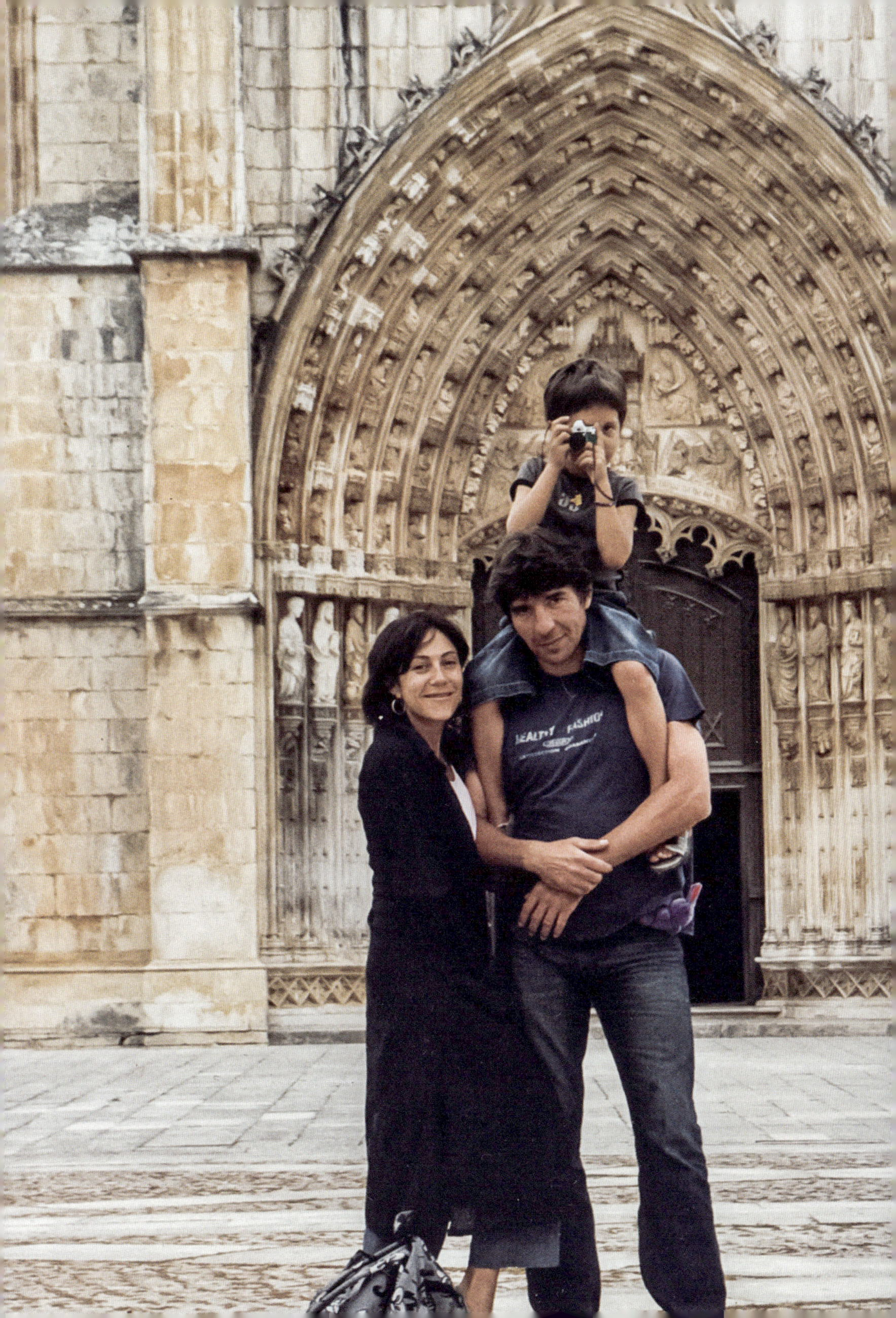

L'AMOUR

Bon. Alors. Que dire sur l'Amour... Einstein a dit que « l'Amour est la force la plus puissante qui existe »... Et putain, le mec a étudié les trous de ver et la matière noire toute sa vie.
L'amour, c'est fou.
C'est fou parce que ça te fait ressentir quelque chose de rare, qu'on retrouve nulle part ailleurs.
C'est fou parce que ça prend toute la place dans ta tête.
C'est fou parce que soudainement, un·e inconnu·e devient la personne la plus importante de toute ta vie.
C'est fou parce que du jour au lendemain, ça chamboule toutes tes priorités.
C'est fou parce qu'on veut tous être heureux et amoureux, pourtant à force de vivre des histoires qui finissent mal on finit par penser qu'on a raté la bonne personne, que c'est trop tard.
Je ne sais pas si tu fais partie des gens qui pensent qu'on a tous une âme sœur, ou de ceux qui pensent que tout n'est qu'hasard et que c'est le hasard de la vie qui te fera tomber sur LA personne.

J'aurais pas pu t'aimer comme Jacques Brel
parce que j'peux pas être l'ombre de quelqu'un,
J'suis fasciné par la lumière
et j'ai pas l'temps d'être l'ombre de ton chien

Et en soi, tout est du hasard. Si, j'te jure, scientifiquement, tout est vraiment dû au hasard. Les atomes qui composent chaque chose de l'Univers se baladent au hasard autour de leur noyau, donc même ce qui nous compose de base, c'est du hasard.
Sauf que si on suit ce raisonnement, ça voudrait dire que tout ce qui a du sens ne serait qu'une coïncidence ? Pour tout ? À chaque fois ?

Moi, j'y crois pas. J'ai trouvé trop de logique à tout ce que j'ai vécu, et je refuse de me dire que je subis juste le hasard toute ma vie, comme si je jouais à la roulette chaque fois que quelque chose se produit. Non, pas envie.
Donc l'amour c'est pareil, c'est comme le bonheur. Ça se passe dans ta tête. Soit tu décides que tomber sur l'homme ou la femme de ta vie, c'est du hasard, soit tu décides que tout arrive pour une raison et que c'est une suite logique, que tu aurais même peut-être pu anticiper. Et dans les deux cas y a une solution pour tourner ce que t'as vécu en positif.

☐ **destin** ☐ **hasard**

Tu dis que c'est *full* hasard ? Du coup tu peux chaque jour, à chaque moment de ta vie tomber sur ton âme sœur ? Sur Instagram, dans un café, au taf, à un mariage de ton cousin, j'en sais rien, mais t'as pas le droit d'exclure le fait que cette personne peut arriver à chaque seconde. Et si tu penses qu'elle est déjà passée et que vous vous êtes ratés, t'en sais rien, c'est du hasard ? Mon argument va nulle part, parce que, encore une fois, C'EST DU HASARD.
Tu verras, le temps c'est ton meilleur pote. Mais y a une chose que tu peux déjà essayer de faire. C'est de ne pas y penser. Parce que du coup, forcément, tu contrôles pas, t'as ni les cartes en main ni les rênes du futur... ni n'importe quelle autre expression qui te convient.
Ça sert à rien d'attendre, **l'attente c'est la PIRE CHOSE DU MONDE.** Mais on en reparle plus tard.

Si tu penses que tout est lié au destin, à la manifestation de ce que tu désires, au karma ou à une certaine logique, c'est encore plus simple à argumenter : tu peux ENCORE MOINS faire quelque chose, puisque tout est écrit. Et c'est même en essayant de changer quelque chose que ça peut foutre la merde. Genre comme dans *Retour vers le futur*, faut absolument pas bousculer les choses volontairement, sinon ça part en vrille.
Encore une fois, en amour, c'est le temps ton meilleur pote. Vis, c'est la seule chose qu'on te demande. Laisse-toi porter et n'écoute que ton cœur et ton ventre. Quelqu'un te plaît ? Dis-lui. Y a pas de temps à perdre. T'as peur de niquer votre relation ? Y a rien d'aussi important et LOURD à porter que des sentiments qu'il faut refouler. T'as peur d'être recalé·e ? De prendre un vent ?

La peur ne change pas le résultat, elle ajoute juste une chance que t'en sois déçu·e. Encore une fois, la peur te pousse juste à attendre que ça se débloque tout seul, comme par magie, mais ça n'existe pas. Pense à toi et à ton bien-être. Ne sors pas avec quelqu'un parce qu'il est cool, un peu populaire ou quoi que ce soit d'aussi matériel. Tu finiras par en souffrir. C'est promis ! Mais si tu tombes *in love* de quelqu'un avec des qualités qui te font te dire que c'est sain, y a peu de chances que tu souffres. Parce que même si l'issue de tout ça n'est pas positive et que l'histoire se termine, vous prendrez soin l'un de l'autre et soin de ne pas vous faire encore plus de mal pour rien. La bienveillance, c'est trop important.

Ça fait un peu plus d'une dizaine d'années que je vis des histoires d'amour, et plus le temps passe, plus j'ai peur de celle qui arrivera après. Peut-être d'abord parce que j'ai **peur** de pas avoir le temps de tout vivre, et que chacune de ces relations me rapproche du moment où je regarderai derrière moi en regrettant certaines décisions. J'ai aussi **peur** parce qu'avec l'expérience, je commence à me connaître. Je sais quels sont mes défauts.

Et tu sais quoi, je vais te dire quelque chose que j'ai jamais dit à personne.
Je crois que j'ai jamais réussi à être complètement moi-même avec quelqu'un. Et je crois que ce blocage, ça m'arrive qu'en couple. Au travail j'ai pas **peur** d'être moi-même, sur les réseaux j'ai pas **peur** d'être moi-même, en amitié j'ai pas **peur** non plus, en famille encore moins, mais je sais pas pourquoi, dès qu'il y a de l'amour, ça coince.
Y a des choses que j'ose pas dire. Que j'arrive pas à dire. Que j'ai **peur** de dire. Parce que j'ai **peur** d'être différent, de pas me sentir compris, de pas me sentir pardonné de mes névroses.

Y a un mot qui revient pas mal depuis qu'on parle d'amour, non ?
La **peur** me fait trop réfléchir. J'ai jamais réussi à avoir confiance en la personne que j'aime à tel point que toute cette **peur** en soit devenue insignifiante. Et c'est chiant ! Parce qu'en soi, j'ai envie d'être amoureux, d'être en couple, même d'avoir des enfants ! Le truc, c'est que je sais pas vraiment aimer ; que, quand j'aime, la personne finit par prendre trop de place, petit à petit. Elle finit par prendre tellement de place que je finis par m'oublier moi.

Bon. Je pensais avoir fini ce chapitre, mais on est le mardi 21 février 2023 et il se passe quelque chose. Je crois que je viens de tomber amoureux pour la première fois de ma vie. Je crois que je sais enfin à quoi ressemble un coup de foudre. J'en profite pour transformer ce livre en journal intime pour quelques lignes :

Cher journal,

Ça y est, elle est partie et on a vécu le peu
qu'on avait la possibilité de vivre.
J'ai rencontré cette fille y a un mois, à peine, et ça a été instantané.

Si tu savais comme elle est drôle. Si tu savais comme elle est belle et à quel point elle le sait pas. Elle est carriériste, motivée, travailleuse, intelligente, adulte, bienveillante et douce. Elle a tout ce dont j'ai toujours rêvé, et elle coche toutes les cases. Aujourd'hui on est à des milliers de kilomètres, mais je penserai à elle chaque jour jusqu'à ce qu'on se retrouve.
Je sais pas si elle m'aime autant que je l'aime, mais je m'en fous. J'ai pas besoin de savoir que c'est réciproque pour vouloir tout lui donner.

C'est encore une preuve qu'il y a de l'espoir. Une petite partie de moi pensait que je tomberais jamais vraiment amoureux. Parce que, comme je t'en ai parlé au-dessus, je n'ai jamais vraiment réussi à être moi-même. Avec elle j'ai l'impression d'être moi, d'avoir compris.

Il est minuit t'es toujours pas venue,
fumée s'envole avec l'espoir,
rien qu'une minute, de ton regard,
et j'étais parti pour l'histoire.
J'ai trouvé tout c'que j'avais d'bien,
tout cet amour que t'as raté,
le prince est remonté dans l'train,
et la princesse elle est vexée.

LA JALOUSIE

La jalousie c'est comme tout, c'est problématique que si c'est dans l'excès.

On a tous déjà été jaloux – toi aussi, arrête de te voiler la face. On a tous connu ce sentiment, parce que pour l'éviter, il faut une combinaison de deux choses assez rares.

Confiance en l'autre // Confiance en soi

Pourquoi tu aimes que ton copain soit jaloux quand il voit un mec te regarder en soirée ? Pourquoi tu aimes que ta copine crache sur ta pote un peu trop tactile ?
Parce que ça te montre qu'il/elle tient à toi, ça te rassure sur la véracité de ses sentiments, tu te sens considéré·e, aimé·e, un peu comme un diamant qu'on voudrait protéger, et ça te fait du bien.

Pourquoi t'es jaloux·se ? Il y a deux raisons possibles, qui peuvent même se combiner.
Soit t'as peur qu'il/elle te la mette à l'envers, te manque de respect et se permette des choses que tu ne supporterais pas. Soit t'as pas assez confiance en toi pour te rendre compte que la personne dont t'es jaloux·se n'a absolument aucune chance de t'arriver à la cheville, et que c'était ta vision brouillée de toi qui t'empêchait d'être serein·e.

Quand il y a de la confiance, la jalousie ne peut pas faire de mal.
C'est toujours plus facile de reporter la faute sur l'autre, se dire que c'est lui qui a créé ce sentiment en toi. C'est peut-être aussi une peur intérieure qui se manifeste quand quelqu'un qui compte a l'air de t'abandonner.

C'est tellement important de ne pas vouloir contrôler la personne qu'on aime. Regarder dans le téléphone, tout vérifier, l'empêcher de sortir, de voir des ami·es, c'est littéralement une bombe à retardement.
Et s'il/elle a envie d'aller voir ailleurs, ça se produira un jour, tu ne pourras jamais tout contrôler. Tu repousses juste l'inévitable en fermant les yeux sur

la vérité, et c'est justement parce que tu penses que ça peut se produire que tu engendres le fait que ça se produise. Moins tu y penseras, mois la personne qui est avec toi aura envie d'autre chose. On aime les gens confiants, qui ne doutent ni d'eux ni de nous. Je ne dis pas que tu dois être parfait·e, mais plus tu feras d'efforts d'ouverture, plus tu augmenteras les chances que ça se passe bien.

LA PEUR

Je suis assez mitigé sur ce sentiment. J'ai l'impression que la peur est quelque chose de tellement global que ça peut être très positif comme très néfaste.

On crée des films juste pour se faire peur, on a même une fête où le concept c'est littéralement de se déguiser pour faire peur et se faire peur (et manger des bonbons, évidemment). Comme quoi, c'est assez primordial dans la vie. Comme la joie, la tristesse, ça fait partie d'une palette d'émotions qui, QU'ON LE VEUILLE OU NON, nous compose. J'ai l'impression que le premier travail à faire, c'est d'essayer de l'accepter.
Accepter le BPM qui augmente, les mains moites, les pupilles qui se dilatent... tout ça, c'est ton corps qui travaille. C'est un instinct de survie qui te donne des superpouvoirs, ça décuple tes capacités. Tu vois où je veux en venir ?
Évidemment, je ne te souhaite pas d'être confronté·e à une situation de peur intense qui pousserait ton corps à se défendre, mais si ça arrive, garde confiance en toi. On est faits pour ça.
Tu penses que quand un tigre se retrouve face à deux buffles de quatre tonnes, il a pas peur ? Il est terrorisé, mais à ce moment-là son cerveau met la nitro, et cette peur se transforme en capacité à tout graille sur son passage.

La métaphore de tout graille. C'est comme ça que je m'en sors depuis dix ans. T'imagines le stress intense, le jour où j'ai passé des essais pour un gros film américain, pour le rôle d'un Frenchie, et que c'était Timothée Chalamet, l'autre acteur avec qui j'étais en compétition ?
Spoiler alert : j'ai pas eu le rôle, hein. Mais en allant au casting, je savais déjà que j'étais en compétition contre une machine de guerre. J'aurais pu n'absolument

pas y croire, le mois d'avant il venait d'être nommé pour l'Oscar du meilleur acteur, j'avais vraiment tout pour rester dans mon canapé à pleurer.
Mais je devais aller à ce casting. Juste pour garder la tête haute, faire bonne figure auprès de la directrice de casting et ne pas décevoir mon agent.
Donc j'y vais.
Mais j'ai tellement peur d'y aller. En arrivant dans la rue du lieu de rendez-vous, je sens mes mains trempées, mes jambes faiblir, je me pose respirer quelques secondes. Je sens mon cou qui commence à faire trembler ma tête, ça va pas. Alors j'inspire par le nez, je souffle par la bouche, je mets « You Should See Me in a Crown » de Billie Eilish dans mes écouteurs et je ferme les yeux. Et ça monte dans mon ventre, ça commence à brûler, je repense à mon rêve le plus fort possible, je prends bien conscience d'à quel point j'ai pas le droit de ne pas être à la hauteur.
Et alors je me relève, BPM à 200, le poing fermé, les jambes plus solides que jamais.
« J'ai rien à perdre, tout à gagner, si je me foire qu'est-ce qu'il se passe ? Rien, j'ai déjà eu les couilles de venir en étant annoncé perdant. »

J'ai fait le meilleur casting de ma vie. J'ai pas eu ce rôle, et je l'aurais probablement jamais même si on refaisait l'histoire un million de fois, mais ce jour-là j'ai compris. J'ai pas le droit de me laisser dépasser par ma peur. Pas pour une question de faiblesse ou quoi que ce soit, mais parce que je veux devenir le plus grand, je veux vivre l'excellence de ce métier, côtoyer les plus grands réalisateurs et jouer avec les plus grands acteurs. Il va se passer quoi quand je devrai faire des essais en regardant DiCaprio droit dans les yeux ? Voilà. Donc y a aucune raison de voir cette peur négativement.

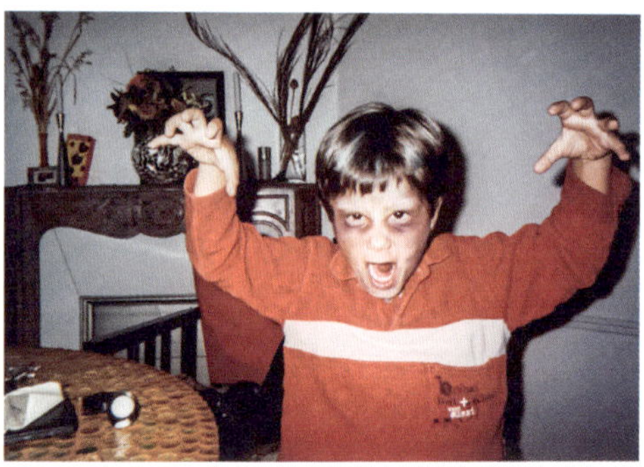

LA PEUR D'ÉCHOUER

On l'a tous vécu. Tu l'as vécu, moi aussi, et les autres aussi. Parce que c'est normal. C'est même obligatoire. Si t'as pas peur d'échouer, c'est que ça compte pas assez pour toi, que tu t'en fous ou alors que t'es trop dans ta bulle pour comprendre à quel point rien n'est offert dans la vie. À quel point il faut tout mériter, parce que sans mérite la victoire n'a vraiment pas le même goût. **Je suis tellement reconnaissant envers l'Univers de m'avoir fait galérer.** De m'avoir fait tomber en dépression, de m'avoir montré à quel point il faut se battre. Que même quand on t'offre un rôle principal à 14 ans, rien n'est gagné. Parce que quand je gagnerai, la victoire sera tellement plus belle.

Cette peur d'échouer peut se traduire de deux manières. L'une est merveilleuse, l'autre abominable.
Le trac, c'est la plus belle chose qui existe. Le trac avant de monter sur scène, avant de jouer, avant de faire un entretien, peu importe. C'est le superpouvoir dont on parlait tout à l'heure. Le trac va accélérer ton cœur, dilater tes pupilles, oxygéner ton cerveau, bref, te faire te transformer en super-héros.
Je ne serai jamais aussi bon que quand on m'oblige à sortir de ma zone de confort.
Et je crois qu'on est tous faits pareil, y a pas de raison que tu n'arrives pas à trouver cette version positive de la peur en toi.
Le stress, c'est son frère jumeau maléfique. C'est la version qui fait rater un penalty en finale, celle qui te fait oublier ton texte sur scène, celle qui m'a fait rater tellement de castings. Lui, il est juste là pour foutre la merde à l'intérieur de toi. À l'inverse, il dilate pas tes pupilles ou te donne pas d'autre superpouvoir. Alors oui il augmente ton BPM, MAIS C'EST À PEU PRÈS TOUT CE QU'IL SAIT FAIRE DE BIEN CET ENFOIRÉ !
Je pense qu'à la base on est beaucoup à avoir ce jumeau maléfique en nous, mais c'est quelque chose qui se travaille, qui s'obtient. C'est un déclic, un jour on comprend. Mais c'est pas pour autant qu'il repointe pas le bout de son nez, comme le méchant dans un bon film, il revient toujours. Et je sais qu'il reviendra, mais ce jour-là je serai prêt à l'accueillir, et surtout j'aurai son frère pour se battre à mes côtés.

le trac, c'est
la plus belle
chose qui existe

le stress, c'est
son frère jumeau
maléfique

Si tu n'as jamais eu la chance de ressentir ce trac positif, qu'à chaque fois tu te fais dominer par le stress négatif, trouve-toi une chanson. Une chanson qui fait brûler ta tête à chaque fois que tu l'écoutes. Ça peut être la même depuis dix ans, ou une nouvelle chaque mois. Il faut juste que tu mettes tes écouteurs, que tu mettes le son assez fort pour ne pas être dérangé par quoi que ce soit d'extérieur, et que tu la fasses résonner en toi. Pense à pourquoi tu es dans cette situation, pourquoi tu y es venu, et pourquoi c'est important que ça se passe bien. Une fois que c'est clair, essaie de te demander : si tu échoues, qu'est-ce que ça aurait d'irréversible ? Ta vie s'arrête juste après ?
On peut toujours se retourner et rebondir. Il n'y a jamais rien d'assez grave pour stresser comme ça, sinon tu ne te serais pas mis dans cette situation *volontairement*. Y croire, c'est prendre en otage le pourcentage de chances que ça se produise. Même si tu penses ne pas avoir de pouvoir sur l'issue de ce qui te fait stresser, tu te trompes, tu en as. Tellement y croire, dans ta tête mais aussi dans ton ventre, ce feu dont on parle, ça augmente de quelques % la réussite. Comme ça, gratos. C'est un peu un cheat code sur la vie que je te donne, le répète pas, hein, c'est entre nous.

La peur te fait te sentir vivant, que ce soit positif ou négatif elle te fait vivre. Imagine à quel point la vie serait chiante sans peur. Même les peurs négatives sont là pour te rappeler que t'es sur Terre pour une raison. **Avoir peur c'est penser à soi, donc être égoïste ; et c'est tellement bien d'être égoïste.**
Ne refuse jamais d'avoir peur. Peu importe l'émotion, il ne faut jamais la refouler.
Il faut l'accepter. Je sais que ça sonne vachement chaman qui fait du yoga dit comme ça, mais laisse-moi t'expliquer. L'accepter veut pas dire en faire son meilleur pote, loin de là.
Prends cette émotion en duel. Prends la peur en 1v1 dans un octogone et éclate-lui la gueule. Montre-lui que même si elle a eu le cran de monter sur le ring et de pointer le bout de son nez, toi tu vas vite la remettre à sa place et lui montrer qui est le patron.
Accepte qu'elle existe, qu'elle soit là, mais tourne sa présence à ton avantage : c'est elle qui est à ton service, pas le contraire. Si t'arrives sur le ring en ayant peur d'elle, en voulant regarder ailleurs et la négliger, elle va vite t'enchaîner et te mettre au sol avant même que tu t'en rendes compte.

FLEMME

AH ÇA ! Quel sujet !

C'est fou comme j'ai perdu du temps à cause de ça. Et je suis SÛR que toi aussi, t'as forcément repoussé quelque chose au lendemain. Mais je parle pas de vaisselle ou de faire tes devoirs. Je te parle de tout ce que tu entreprends dans ton quotidien pour être heureux.
Peut-être que t'es passionné de chant, que ça fait trois ans que tu veux faire de la musique mais tu t'enregistres pas parce que « c'est pas ouf, tu préfères attendre ».
Peut-être que tu veux demander plus de responsabilités à ton boss mais « la flemme d'aborder le sujet ».
Peut-être que tu dessines depuis toute petite, mais t'as la flemme d'essayer de gagner ta vie dans un domaine aussi fermé.
Peut-être que ton rêve c'est d'intégrer une école de journalisme à Londres, mais t'y vas pas parce que t'as la flemme de quitter tes habitudes.
Je pourrais trouver des exemples pendant des heures de gens qui avaient peut-être tout pour réussir dans ce qui les passionne, mais qui ont pas eu les couilles d'y aller.
Si t'as terminé ton adolescence y a un moment, tu dois sûrement te dire que ces mots ne te concernent pas, que « ça, c'est pour les jeunes qui ont encore le temps et la possibilité de faire quelque chose »...
Absolument pas. Peu importe ton âge, ton sexe, ta taille, ton poids, ta couleur de peau, ta vie actuelle, ta condition sociale... Les seules barrières qui existent, ce sont celles que tu décides de voir. Oui, c'est pas toujours simple, rarement même, et on n'a pas tous les mêmes prédispositions, mais les obstacles sont là pour que la victoire soit belle. Les gens mauvais sont là pour t'aider à discerner ceux qui sont bons, les *haters* sont là pour maintenir allumée la flamme au fond de ton ventre même dans les moments les moins drôles, et surtout, tes larmes sont là pour te faire prendre conscience de la chance que tu as de pouvoir tout changer.
Alors oui, ça sonne un peu discours bisounours éclaté contre un mur, peut-être même que ça t'énerve de lire ça, que t'as du mal à y croire. Mais essaie.

Parce que si t'y crois pas le plus fort du monde, personne le fera pour toi.
Ça coûte rien d'essayer.

Mais revenons un peu sur cette « flemme ». Je crois que ça n'existe pas. Je pense que c'est l'excuse parfaite pour ne pas avoir à parler de la boule que t'as dans le ventre.
Dire que t'as la flemme, ça te permet de pas avoir à sortir de ta zone de confort, de pas te planter – avec l'impression que le monde entier te voit te planter. Sauf que pour se planter, faut oser. **Y en a qui se plantent jamais ; normal, ils restent dans leur canapé.**
Moi, j'ai longtemps eu la flemme. J'avais tout et pourtant j'ai réussi à perdre presque dix ans de ma vie.
Vraiment, c'est un délire, j'ai tourné dans plus d'une dizaine de projets, eu quatre rôles principaux, un agent hyper réputé, passé environ 250 castings, écrit TROIS FILMS ET DEUX SÉRIES, et pourtant, j'étais tellement terrorisé de me planter que j'ai préféré ne rien faire.
Chaque casting, je le bossais pas, j'apprenais mon texte en dix minutes la veille et je répétais dans le métro le matin. Chaque scénario que j'ai écrit est gentiment resté dans mon disque dur, alors que j'aurais pu avoir le numéro de téléphone de toutes les plus grosses productions du pays. Et mon excuse, c'était de dire que j'avais qu'une chance, qu'il fallait pas se planter.

J'avais la flemme de parler,
j'ai pas la flemme de m'taire,
j'avais pas l'cran d'y aller,
j'avais la flemme de plaire

– Flemme

J'écris ces mots en sachant très bien de quoi je parle. Je connais mes torts, et je veux pas que tu fasses les mêmes conneries.
C'est hyper facile d'avoir l'impression que t'es à la ramasse et que tout ce que tu fais est nul. On trouvera toujours quelqu'un à qui se comparer qui nous fera sentir inférieur. Mais ceux qui ont réussi ne sont pas ceux qui étaient les meilleurs. C'est ceux qui ont cru assez fort en leur potentiel pour l'exploiter à fond. Ceux qui disent qu'ils sont meilleurs partout veulent juste s'en persuader, et c'est une très jolie idée. Ils ont travaillé comme des chiens en silence pour un jour montrer qu'ils avaient raison de le faire.
Combien de fois j'ai entendu : « Ah mais lui, c'était l'acteur le plus nul de sa troupe hein, et au final regarde, il tourne dans tel film. »
J'ai un super exemple pour illustrer ça.
Orelsan et Gringe.
Pendant des années, Gringe était le seul rappeur des deux à se faire remarquer, il avait des facilités de fou, il était trop fort, un flow de malade, une voix dingue, un charisme, bref, le mec avait tout pour exploser. Mais il a rien foutu. Il avait la flemme, il procrastinait, il préférait boire, fumer et sortir que de bosser, bref, un branleur. Et tout ça c'est lui qui le dit.
À l'inverse, Orel avait le goût pour les prods, il écrivait toute la nuit sur son téléphone dans l'hôtel où il travaillait comme gardien de nuit. « Je pouvais passer une nuit entière sur une rime, si je trouvais pas ça me rendait ouf. » Ça veut tout dire. Il a charbonné en silence pendant des années, essuyé des échecs et des polémiques jusqu'à mettre tout le monde d'accord et remplir une salle de 40 000 places.
La flemme peut changer ton destin.

OSER

Moi, quand je rate, je bombe encore plus le torse. Parce que ouais, moi au moins j'ai eu le courage d'essayer. J'ai réussi à passer au-dessus de tous vos jugements de merde. Oser, c'est vivre. Oser, c'est découvrir la vie et tout ce qui la compose. Tu te souviens avoir eu peur du regard des autres quand t'étais en maternelle ? Non, on en avait absolument RIEN à branler. Parce qu'on réfléchissait autrement.
On voulait s'amuser, rire, essayer, découvrir, avoir peur, avoir mal.
C'est quand, la dernière fois que t'as eu de l'adrénaline positive ?
C'est quand, la dernière fois que t'as eu le cœur qui battait à mille à l'heure, mais pour une bonne raison ?
C'est pour ça que je veux faire des concerts. Pour me sentir vibrer, pour retrouver ce que j'ai ressenti la première fois, quand j'ai joué au cinéma.
Parce que c'est grâce à tous ces moments-là qu'on reste en vie, et qu'on a envie de le rester.
Alors oui, moi c'est particulier, c'est un plateau de tournage et entendre Bercy chanter mes chansons, mais ça marche avec tout.

T'as quelque chose qui te passionne ? Quelque chose qui te fait rêver, qui brûle à l'intérieur de ton ventre dès que t'y penses ?

☐ **oui** ☐ **non**

Si t'as coché non, selon l'âge que t'as, t'es peut-être en train de te dire que tu le trouveras jamais, que tu fais juste « pas partie des gens qui rêvent », mais je te jure que t'as tort. Je te promets que si tu écoutes ton cœur assez fort, ça apparaîtra comme une évidence. Arrête de te poser des questions, arrête de vivre pour les autres, d'agir ou de te retenir d'agir pour les autres, surtout si tu te fais passer après.
On va remettre quelque chose en place tous les deux, parce que je veux surtout pas qu'il y ait de quiproquo.
C'est bien de penser aux autres. C'est même vital pour être heureux, parce que tout est moins beau quand on est tout seul, on est d'accord. Mais y a une question de priorité.

Si tu fais tout le temps passer les autres et leur bonheur avant toi, tu seras même pas capable de les aider comme il faut. Parce que pour aider quelqu'un, il faut être capable de lui insuffler les choses positives que tu possèdes toi. C'est grâce à TON bien-être que tu vas les aider.
Et peu importe la situation, ça marche pour tout. Peut-être même que tu te dis « Mais vu que je sais pas comment être heureux, je préfère aider les autres à l'être ».

Ouais, ça a pas l'air simple d'être heureux, je vais pas te dire le contraire. Et je suis même pas sûr que quelqu'un y arrive vraiment, mais on fait tous de notre mieux. Ça s'apprend pas à l'école, y a que ton cerveau et ton cœur pour te donner des conseils. On a tous une définition différente du bonheur. D'ailleurs c'est marrant (ou pas) mais on dit toujours « Moi, pour être vraiment épanoui, il faudrait que... », comme si la quête paraissait tellement dure qu'on y met tout de suite du conditionnel. Parle au futur. Dis aux gens comment ça va se passer, arrête de supposer. Regarde, je vais te montrer :

Dans deux ans j'ai un disque d'or.
Dans trois ans je fais l'Olympia.
Dans quatre ans je fais Bercy.
Dans cinq ans je gagne un César.
Dans six ans je réalise mon premier film.
Dans sept ans feat avec mon artiste préféré.
Dans huit ans je tourne un film avec mon acteur préféré.
Dans neuf ans je suis papa.
Dans dix ans je vais dans l'espace et je contemple la Terre vue d'en haut.

Y a quoi maintenant ? Ça te fait marrer ? Tu trouves ça impossible ? Tu trouves que je fais trop le mec sûr de lui ? Tu trouves que je me la pète ?
Ah c'est marrant. M'en bats les couilles.
On en rediscute quand je regarderai ton gros crâne vu d'un *Starship*.

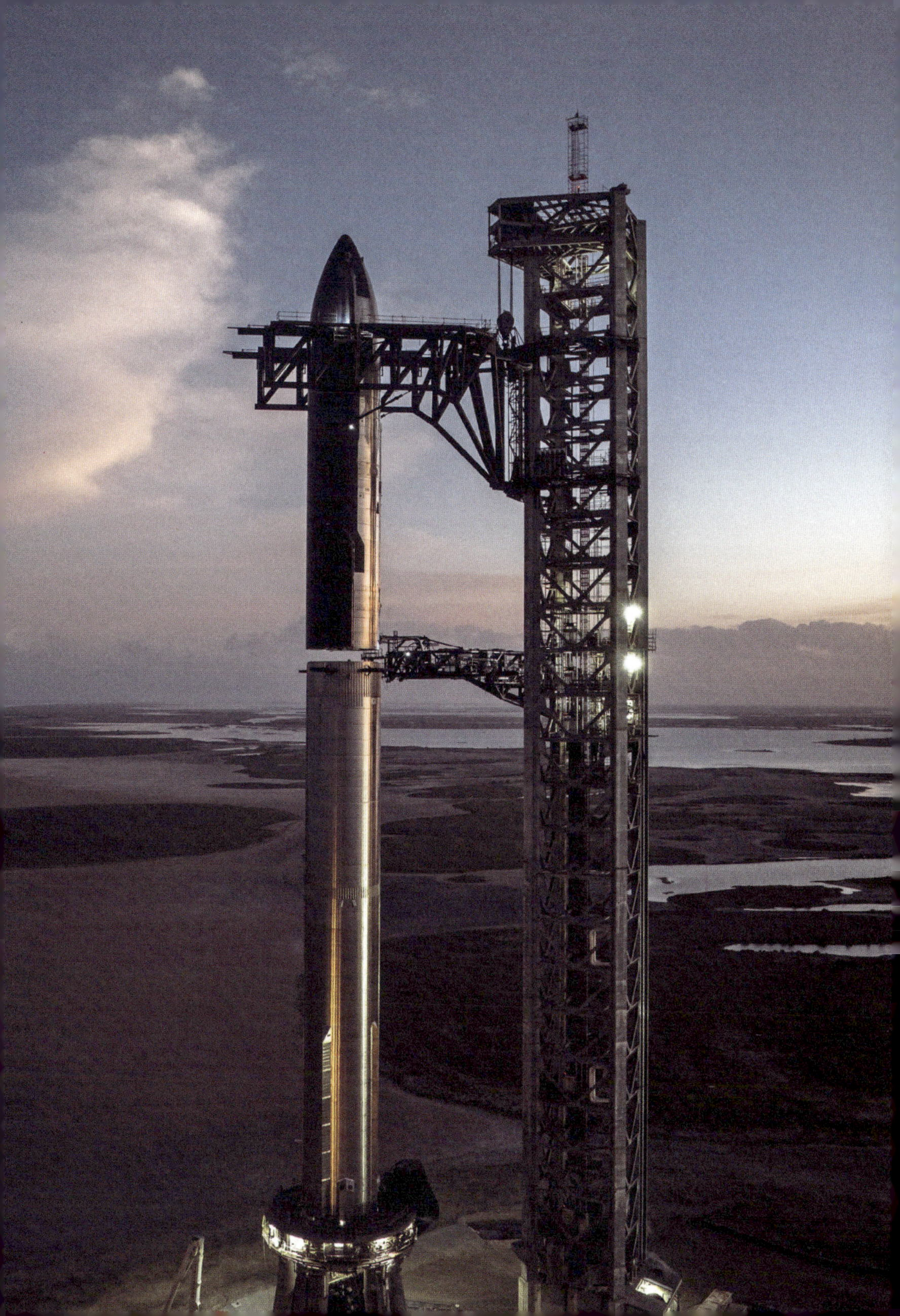

RÊVE

J'ai l'impression qu'il y a deux sortes de rêves.
Ceux de l'inconscient : tu sais, ceux dont tu ne te souviens jamais le lendemain. Ceux qui te réveillent en sueur en plein milieu de la nuit, ceux qui te font même te demander s'ils sont réels tellement ils sont puissants.
Il y a aussi ceux qui sont tellement agréables que tu troquerais tout ce que tu possèdes pour y retourner quelques heures. Tout ça, c'est ton cerveau qui choisit, et c'est la partie où on s'en fout un peu de ton avis. Apparemment ils ont tous une signification, ils veulent tous dire quelque chose de toi. Pourtant on les oublie, comme si cette signification n'avait en fait pas tant d'importance que ça. Parce qu'on évolue tellement que tout ça devient vite obsolète.

Moi je rêve plus. Ou en tout cas j'en ai aucun souvenir. Et ça, c'est à cause du cannabis. T'inquiète, on aura le temps de revenir sur ce sujet, mais je voulais juste te prévenir. Parce que c'est nul de plus rêver.

Et il y a ceux du conscient. C'est ceux qui nous intéressent vraiment ; parce que c'est ceux qu'on choisit. T'as un sac à dos, dans lequel tu mets tous tes objectifs, toutes tes motivations et tout ton espoir. Parce que rêver c'est avoir de l'espoir, c'est pour ça que c'est aussi important d'avoir des rêves. Si t'as plus de rêves, ça veut dire que t'abandonnes, que tu préfères rester sur le banc en regardant les gens autour de toi réussir.
Parce que rêver c'est vouloir réussir. Obtenir son bac, être amoureux, marquer un but au match de ce week-end, avoir un prix Nobel, gagner un Oscar ou voir la Terre depuis l'espace.
Peu importe de quoi tu rêves, déjà, accepte ton rêve, ne le compare pas à celui des autres autour de toi, ne le juge pas, ne le mets pas sur le côté. Chéris-le, prends soin de lui, lève-toi le matin en y pensant, couche-toi en y pensant, et je te jure qu'il n'y a AUCUNE POSSIBILITÉ que ça ne se produise pas. Peu importe à quel point ça paraît loin.

On a pas passé l'âge de prendre des risques,
pourquoi j'm'enfume la tête et j'me détruis autant,
j'ai pas la force d'y penser j'vends mes rimes.
Ça m'fait du mal mais je sais qu'on lâchera pas, on lâchera jamais,
la vérité c'est qu'on a pas trop l'choix, on lâchera jamais

– Jamais

Sans rêves, on n'avance plus ; tu connais sûrement la citation qui dit que si tu vises la lune et que tu rates, tu finis par atterrir dans les étoiles.
Alors. Hormis le fait que ça sonne très cucul, c'est pas si con.
Je te donne un exemple :
Mon rêve, ça a longtemps été de tourner dans des films, de faire l'acteur, et d'avoir du succès pour ça. Sauf que pendant des années je me suis trompé de rêve. J'ai perdu du temps, mais à la rigueur, ça on s'en fout. C'est surtout que, peu importe le chemin, j'ai fini par trouver mon vrai rêve, et ça grâce à mon premier rêve. OK, c'est pas clair, je t'explique.

J'ai toujours eu conscience de l'importance des réseaux sociaux dans le métier d'acteur.

On m'a littéralement repris un rôle qu'on m'avait donné parce que j'avais pas assez d'abonnés Instagram. Ce jour-là je me suis juré que je ne raterais plus jamais un projet à cause de ça. Quand TikTok a commencé à exploser, j'étais donc pas mal renseigné et je me suis dit : « Go poster quelques montages de moi au cinéma et à la télé, avec un peu de chance ça prendra et je gagnerai quelques abonnés Instagram. » *(J'en avais 10k à cette époque, 170k au moment où j'écris ces lignes. Ah je vous dis, le charbon paie hein.)* Au final, le premier TikTok que j'ai posté a explosé, j'ai eu 60 000 abonnés en une nuit, donc dès le lendemain j'étais hypé par quelque chose de nouveau, j'avais une nouvelle motivation. Donc en soi, j'étais déjà gagnant. Mais un jour, je me suis mis à tourner mon téléphone, et tout s'est enflammé.

Grâce à ça, grâce à toi, j'écris un livre dans une des plus grosses maisons d'édition du pays. Et grâce à cet éditeur, j'ai compris que mes mots pouvaient toucher, pouvaient faire sens, pouvaient résonner en toi. Alors j'ai repris un vieux rêve : faire de la musique.
Si mes mots ont une résonance quand je parle, pourquoi ça fonctionnerait pas quand je chante ?

J'ai deux images en tête :

Un soir dans mon salon, à 13 ans, bouteille de sauce Caesar en guise de micro, en train de chanter le premier album de Justin Bieber comme si c'était mon concert. Entre chaque chanson, je parlais aux gens, je leur racontais à quel point j'étais heureux d'être devant eux, que c'était que le début.

Un jour, dans ce même salon, à 17 ans, avec cette même bouteille de sauce en train de rapper « Feu » par cœur, disséquer chaque parole pour encore mieux les kicker, essayer de rapper encore plus vite que lui.

C'est un rêve que j'avais rangé bien au fond du tiroir, parce que j'osais pas. J'avais pas les cojones d'essayer.
Tout ça m'a donné l'assurance et la confiance d'oser. Avec tous les commentaires sous chacune de mes vidéos, tous ces gens qui ont l'air de croire en moi, j'ai pas le droit de pas essayer.
Donc dans un sens, c'est grâce au cinéma qu'aujourd'hui j'enregistre des bangers en studio.

Plus haut, je te disais que j'avais perdu du temps à mal rêver pendant plusieurs années.
J'ai pas perdu de temps. C'est mon chemin, mon histoire, et peut-être que je me serais jamais trouvé si j'avais pas vécu tout ça.

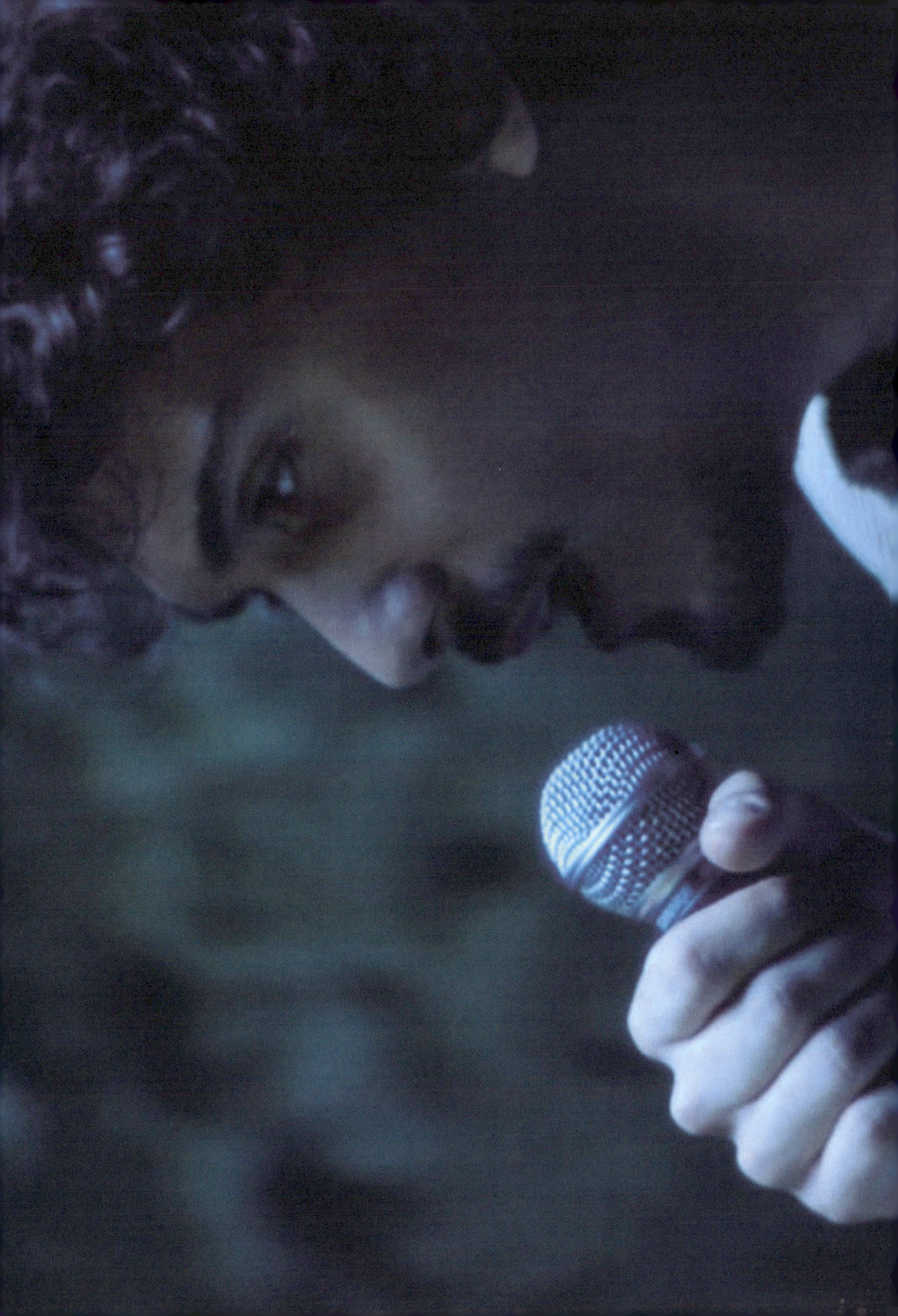

LA CRÉATION DES RÊVES

Se créer des rêves, ça donne du sens à tout le reste de ta vie.
Imagine ta vie comme un arbre généalogique.

Tout part d'un point A, et tout arrive forcément à un point B. **(Naître – Mourir.)** Et entre les deux, il y a un chemin tracé par tous tes rêves. Plus tu rêves, plus tu crois à tes rêves, plus le chemin est long entre les deux points.
Le début et la fin du film sont déjà écrits, c'est à toi de décider des péripéties : soit c'est un vieux film d'auteur archilent*, peu importe qu'il dure 1 h 20 ou 2 h 30, y a pas de rythme, les acteurs sont fades, on peut comprendre le bouquet final dès le début du film, aucune surprise. Ou alors tu fais *Avatar 2*. Des couleurs différentes partout, toutes les émotions possibles à ressentir, du suspens, des ruptures scénaristiques non-stop, une bande originale qui fout des frissons, des acteurs oscarisés, et surtout un réalisateur passionné. Contrairement à beaucoup de choses, là, c'est toi qui choisis.

S'il te plaît, fais un putain de chef-d'œuvre, j'pourrais pas supporter que tu te satisfasses d'une vie *Joséphine Ange Gardien*.

J'avais la place, d'occuper l'trône, mais j'ai pas su la voir ;
J'avais la fame, j'avais les rôles, c'était facile à croire,
mais c'est pas c'qui m'fait vivre, mais c'est pas c'qui m'fait vibrer

– *Jamais*

* Archinul.

**se créer
des rêves,
ça donne
du sens
à tout le
reste
de ta vie**

LA RÉALISATION DES RÊVES

S'ils se réalisent pas, c'est pas grave.

Maintenant t'as compris que c'est pas ça l'important. S'ils se réalisent pas, ils t'emmèneront quand même dans les étoiles. L'important, c'est d'avoir du feu dans le ventre. L'important, c'est de toujours avoir la force d'y croire. Il faut que tu réussisses à visualiser, que tu crées des images de la réussite de tes rêves. Si tu arrives à mettre un espace-temps, et à te mettre des « *deadlines* » (que tu respecteras jamais, mais on s'en branle), il y a de grandes chances que ça fonctionne. Tout est une question de manifestation.

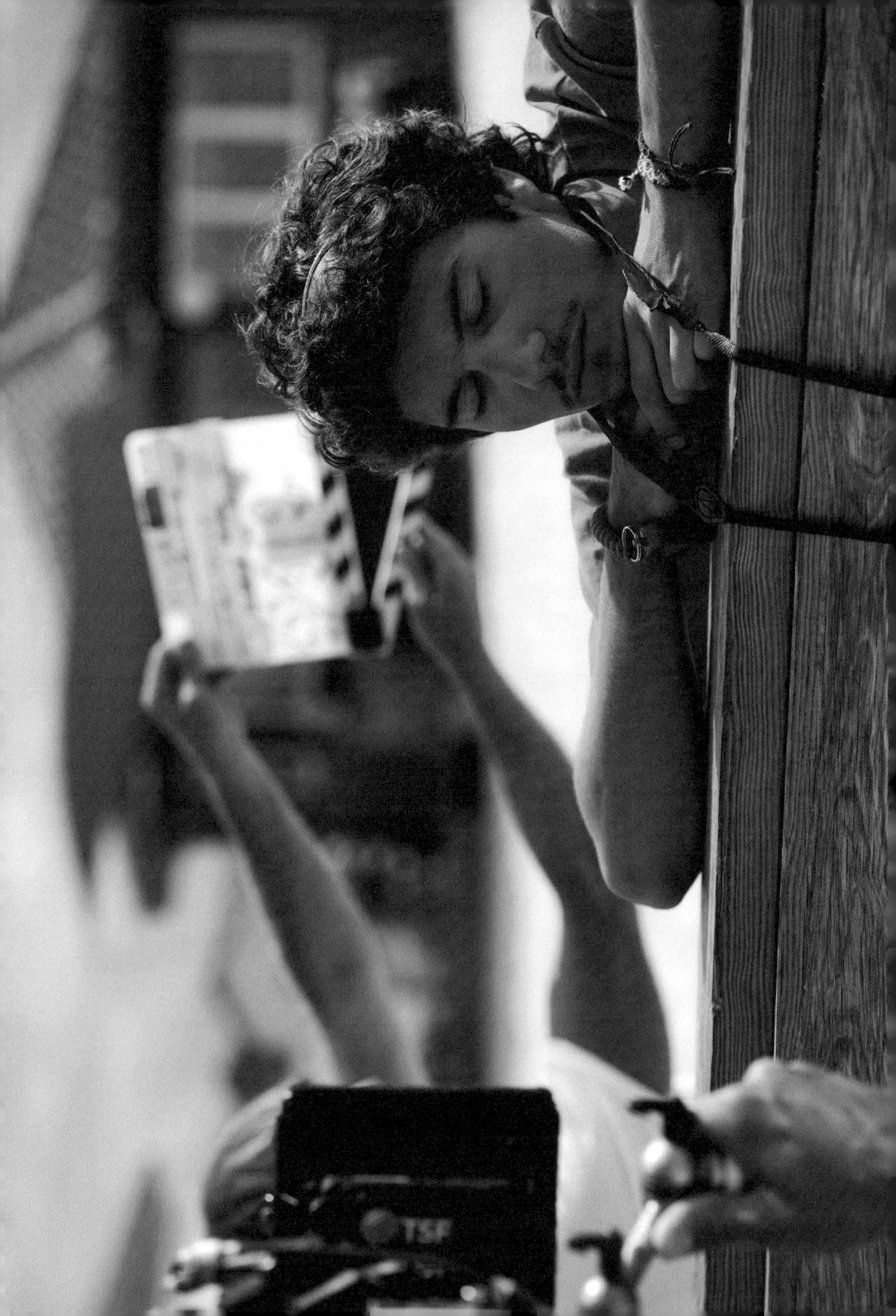
TSF

LA MANIFESTATION

Alors je tiens déjà à préciser que je ne parle pas de la CGT ni des Gilets jaunes.

> « La **manifestation** consiste à mettre votre intention au service de quelque chose que vous espérez voir se produire, puis à la regarder se produire dans la vie réelle[1]. En d'autres termes, si vous pensez très fort à vos rêves[2] et désirs[3], ils se réaliseront. »

Wikipédia. (J'ai toujours les mêmes sources que pour mes DM de français du collège.)

Je vais t'avouer quelque chose que je n'ai jamais dit à quelqu'un d'autre que mes parents : j'ai très longtemps cru « sentir » certaines choses.
Après le tournage de *La Nouvelle Guerre des boutons*, un mois avant la sortie du film, c'est la rentrée scolaire. Je suis dans la cour de mon collège avec mes potes, on est tout un petit groupe, et on se marre en parlant du « SAV des émissions » d'Omar et Fred, qui passe tous les soirs au « Grand Journal ».
Et d'un coup, pour faire l'intéressant, pour faire le mec stylé qui vient de tourner un film, je lâche un : « Ouais c'est drôle, d'ailleurs je vais faire le "Grand Journal" moi, pour la sortie du film. » *(NON.)*
Donc d'un coup, sans aucune logique, je décide de mentir à tous mes potes pour quelque chose qui se vérifie assez facilement en plus, ils avaient juste à allumer leur télé pour comprendre, ça n'avait aucun sens. Pas tant qu'ils parlent du film au « Grand Journal », mais il y avait Guillaume Canet, Kad Merad, Gérard Jugnot et Laetitia Casta, les rôles principaux de Lebrac et Violette, le rôle culte du Petit Gibus… pourquoi ils inviteraient le méchant, qui n'est là qu'une trentaine de minutes dans le film ?
Well, devine ce qu'il s'est passé moins de trois semaines plus tard.

J'ai eu une fin de scolarité vraiment compliquée, et il y avait extrêmement peu de chances que j'aie mon bac. J'étais en terminale littéraire, j'en étais à

90 demi-journées d'absence, j'avais eu 9 de moyenne toute l'année et récolté les TROIS avertissements qu'il est possible d'avoir à chaque trimestre :

- avertissement de travail ;
- avertissement de comportement ;
- avertissement d'absentéisme.

Je les avais à CHAQUE trimestre.
Bref, quand je dis que mes mots m'ont sauvé, c'est pas une expression. Au cinéma je fais rien d'autre que prononcer des mots les uns après les autres, dans ce livre je fais rien d'autre qu'écrire des mots les uns après les autres, et dans la musique je fais pas grand-chose d'autre non plus, à part les chanter.

BREF, JE M'ÉGARE, DÉSOLÉ !

J'avais donc TRÈS peu de chances d'avoir mon bac.
Pourtant, j'ai toujours dit droit dans les yeux à mes parents « Je l'aurai, j'en doute pas une seconde ». Ils ont eu l'intelligence de me croire, de me laisser gérer. Et quand je dis l'intelligence, c'est parce qu'ils savaient qu'il n'y avait aucune autre solution, que toutes celles qui faisaient sens m'auraient encore plus dégoûté, et j'aurais *drop out*.
Mais surtout, j'y croyais tellement fort que j'étais complètement fermé à l'idée de travailler pour l'avoir.

J'ai eu 10,00.
Preuve à l'appui.

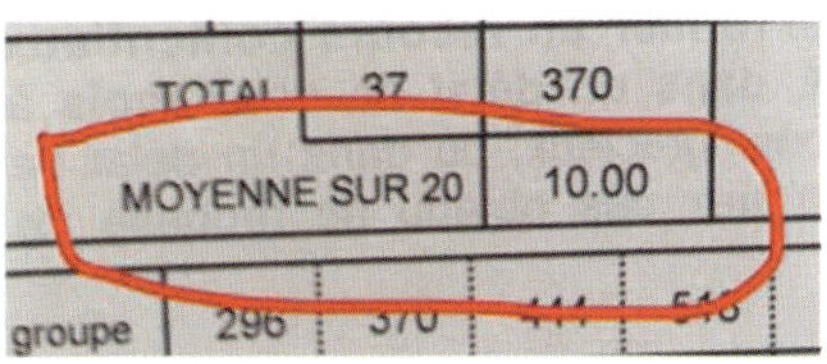
TOTAL	37	370
MOYENNE SUR 20		10.00
groupe	296	370

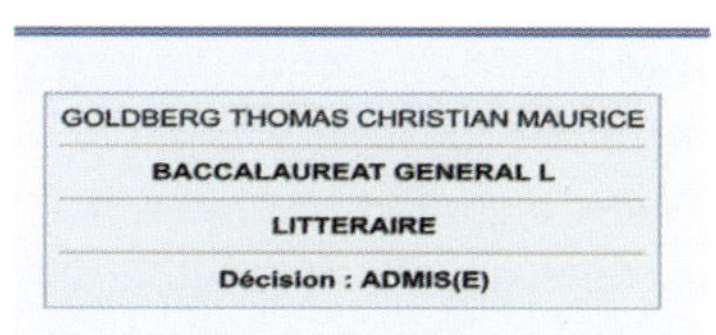
GOLDBERG THOMAS CHRISTIAN MAURICE
BACCALAUREAT GENERAL L
LITTERAIRE
Décision : ADMIS(E)

J'avais « avis défavorable », ce qui veut dire que si tu finis à 9,90, on ne te rajoute pas les deux-trois points qu'il faut pour te récompenser de ton « bon comportement ».

J'ai eu mon bac au POINT près.

Allez, encore un.
En 2013, ma belle-mère est enceinte, et tout le monde pense que ça va être une fille. TOUTE la famille, TOUS les amis, les grands-parents, ma belle-mère elle-même est persuadée de sentir une fille. Un après-midi, un membre de sa famille se propose même d'utiliser un pendule pour connaître le sexe du bébé. C'est efficace à 100 %, le pendule ne se trompe jamais. Boum ! Ça ne manque pas, c'est une fille.
Et moi, je rigole, parce que je sais. Je sais déjà que je vais avoir un petit frère, j'ai jamais eu à y penser, c'est une évidence.
Guess what, Louis a 10 ans, c'est le plus beau et le plus gentil du monde, une pépite au foot et un petit mec incroyable.
D'ailleurs, si par magie tu lisais ces lignes, j'espère que t'es fier de moi comme je le suis de toi, je t'aime plus que tout et je t'aiderais à porter le monde s'il fallait.

J'ai longtemps été persuadé que tout ça, c'était de l'instinct. Que je sentais ou que je savais certaines choses en avance.
Même si aujourd'hui une partie de moi veut toujours y croire, je pense que j'ai surtout tellement cru en tout ça que ça a fini par arriver.
Parce que toutes ces choses comptaient énormément pour moi. Mon petit frère, même si notre écart ne nous permet pas de tout partager comme si on avait le même âge, je l'ai attendu tellement longtemps. Depuis ces moments qu'un enfant unique doit traverser quand il joue.
Parce que je savais qu'avoir mon bac, c'était ouvrir la porte à une nouvelle partie de ma vie que j'attendais aussi depuis tellement longtemps. Parce que mes parents m'ont toujours dit : « Si t'as ton bac tu fais ce que tu veux, mais au moins tu passes ton bac. »
Pour « Le Grand Journal », je rêvais d'y être invité, ça voulait dire que j'étais accepté, que j'étais crédible dans le rôle de ceux dont j'étais fan, mais surtout ça voulait dire ne pas passer pour un con auprès de mes potes, j'voulais qu'ils soient fiers de moi en disant à leurs parents que leur pote passe à la télé…
Ça, c'est la partie réussie, où les choses anticipées se sont produites. Mais il y a aussi une grosse liste de choses qui ne se sont pas produites. Mais aujourd'hui j'ai compris pourquoi : parce que j'y croyais pas assez fort. Il y a aussi un grand nombre de choses sur la liste qui sont en route pour se produire, mais faut continuer le combat. On en reparle à mon Bercy en 2025.

(Les deadlines impossibles, on a dit.)

Alors donne tout, rêve plus que tu ne penses pouvoir te le permettre, la seule règle, c'est que quand t'y penses, ça doit te faire sourire. Y aura jamais trop de rêves. Si t'as une liste de 100, c'est chanmé, t'es parti pour vivre des trucs fous, et encore une fois, il suffit que de quelques-uns pour que le film ait 5 étoiles sur Allociné.

L'ARGENT

Pourquoi tu veux gagner de l'argent ?
L'argent en soi, c'est rien, c'est des bouts de métal, des morceaux de papier ou des lignes de code qui traversent une carte en plastique jusqu'à une autre. On veut tous être riches, certains plus que d'autres, mais on a tous cet objectif. Parce que dans notre société, avoir de l'argent, ça veut dire être libre.
Je veux être riche pour exaucer tous les rêves que j'ai. Parce qu'avoir de l'argent, c'est pouvoir passer ta vie à exaucer tes rêves, ne pas passer deux tiers de ton existence à être fatigué, triste, déçu.

On a tous une notion de la liberté différente. Pour certains, c'est refuser le modèle dans lequel on vit, se barrer à l'autre bout du monde vivre de la nature et de l'élevage. Pour d'autres, c'est de pouvoir se lever tous les matins en étant heureux de faire ce qui est prévu, que ce soit du travail ou non.

« L'argent ne fait pas le bonheur. »
Je suis un peu obligé de donner mon avis sur cette phrase.
Déjà, je sais pas ce que t'en penses, mais le côté affirmatif m'énerve un peu.
Je pense que si, l'argent fait le bonheur. Parce que le bonheur c'est une combinaison de plusieurs choses. Et la liberté en fait partie. Donc l'argent aussi. Mais ce qui est sûr, c'est que ça ne suffit absolument pas. C'est pour ça que consacrer l'entièreté de sa vie à faire de l'argent, c'est doublement con. Déjà parce que t'as passé ta vie à pas pouvoir en profiter, et parce que t'es passé à côté de plein d'autres critères importants pour finir ta vie en ayant l'impression de rien regretter.
L'argent, ça permet de voir grand. C'est comme ça que notre société fonctionne, alors soit tu la fuis, soit tu acceptes ses règles et tu t'adaptes. Pour t'adapter il

faut réussir socialement, financièrement et professionnellement, pour avoir la chance d'avoir une qualité de vie supérieure. Plus les années passent, plus les inégalités augmentent, plus il FAUT être riche, parce que si tu ne l'es pas, ça veut dire que t'es pauvre. Y a plus d'entre-deux.
Mais je suis pas là pour faire de la politique, donc on revient sur le sujet principal.
L'argent veut dire pouvoir manger des aliments de bonne qualité, avoir un sommeil de qualité, faire du sport, des activités ludiques qui permettent au cerveau d'être stimulé, de prendre du temps pour soi, bref. Alors je dis pas que c'est bien d'être capitaliste, tu fais absolument ce que tu veux et t'auras toute la légitimité du monde quels que soient tes choix. Mais j'ai qu'une seule vie, elle passe déjà extrêmement vite et j'ai pas envie d'arriver à la fin en me disant que j'ai pas tant profité que ça.

Si demain je gagne 100 millions d'euros au Loto, je les dépense comme ça :

Je produis ma série, je la réalise et je joue dedans.
Je produis un film, je le réalise et je joue dedans.
Je permets à mes parents de ne plus jamais avoir à se soucier de ce que l'avenir leur réservera, ils pourront juste profiter.
Je mets mes petits frères à l'abri, à l'abri de ces chaînes qui pourraient les empêcher un jour d'être heureux.
Et je me paie un voyage dans l'espace, pour enfin voir la Terre de tout en haut.

Et toi, tu fais quoi avec 100 millions ?

....

....

....

....

LE BONHEUR

Le bonheur c'est comme la liberté, c'est tellement général comme sujet qu'on en a tous une définition différente.
Alors, qu'est-ce que c'est, le bonheur ? Cette espèce de quête éternelle, cette chose même pas palpable à laquelle on dédie toute notre vie ? J'ai l'impression que c'est justement le problème avec ce terme. C'est pas quelque chose que tu atteindras définitivement. Il arrive, puis il repart, pour encore mieux revenir, pour encore mieux se barrer, et ça indéfiniment.
Parce que c'est le principe. Que ce soit le bonheur ou le malheur, l'un ne peut arriver qu'en effaçant l'autre. Si déjà tu acceptes que ta vie ne sera qu'une succession de moments de bonheur et de malheur, je pense que ça amortit un peu mieux la chute à chaque fois.

Peut-être que ça fait un moment que t'as pas eu l'impression de te sentir assez épanoui·e pour dire à haute voix que t'es heureux·se... mais profite.
Oui, profite. Parce que ta barre de tristesse, c'est comme une barre de pouvoir que tu charges dans un jeu vidéo. Là t'emmagasine du malheur en masse, et un jour tu leur cracheras tout à la gueule. Garde tout le négatif à l'intérieur de ton ventre, contiens cette bombe, vois-la comme un bagage que tu te prépares pour l'avenir. N'abandonne jamais, personne n'est maudit, un jour ce sera ton tour.
« Oui mais là j'en peux plus, ça fait trop longtemps que j'attends. »
Arrête d'attendre. Prends les rênes, personne ne créera ta vie à ta place. Dessine dans ta tête ce dont tu rêves et lève-toi tous les matins en essayant d'avancer vers lui. Parfois t'auras l'impression de reculer, d'ailleurs tu *vas* reculer. Mais c'est là qu'il faudra rien lâcher, parce que c'est les pas les plus difficiles à faire qui te font le plus avancer.

MON COCKTAIL DU BONHEUR

Amour : rencontrer la personne qui t'accompagnera peut-être toute ta vie, celui ou celle pour qui tu voudras tout donner, ton acolyte, TA personne. Tomber amoureux c'est la plus belle chose au monde, c'est interdit de passer à côté.

Liberté : tu choisis ta liberté, je viens de te parler de la mienne. Peu importe ce que ça veut dire pour toi, bats-toi pour être satisfait du plus de jours possible que tu passes sur cette terre.

Famille : se créer sa propre famille. Entouré d'amis, de la personne que tu aimes, et surtout d'enfants. Peu importe que tu aies le même sang que lui ou pas, tu l'aimeras plus que personne d'autre au monde dès le jour où tu deviendras son parent. Transmettre le flambeau de sa vie à quelqu'un, je pense que ça fait partie des nécessités.

Accomplissement : faire, et être fier de ce que tu fais. Peu importe ce que c'est, peu importe ce que les gens en pensent, peu importe s'ils valident. Tant que t'es fier et épanoui de ce que tu fais, y a que ça d'important.

Fierté : on vient d'en parler, mais de manière générale, il faut que tu sois fier de toi. De la personne que tu es, de ce que tu représentes, de ce que tu accomplis, de ce à quoi tu ressembles.

Vie : ressentir, faire des erreurs, avoir le cœur qui bat, avoir peur, rire aux éclats, tomber dans les pommes même s'il le faut.

Tristesse : il faut avoir mal. Parce que sinon, le bien n'a aucun goût. Il faut que ton ventre ait compris ce que ça fait d'être triste, que ton cerveau comprenne ce que ça fait de perdre espoir, pour encore mieux te relever, encore plus apprécier tout ce que tu auras gagné.

L'ESPACE

Je trouve nécessaire de se poser les questions métaphysiques sur l'Univers qui nous compose. Je trouve nécessaire de remettre en perspective la taille de l'Homme dans cette immensité. Je ne pourrai jamais vous expliquer en quelques lignes à quel point on est absolument minuscule, de toute façon c'est même pas palpable, c'est beaucoup trop petit pour en concevoir l'idée.
L'Univers était là bien bien bien avant nous, et sera là bien bien bien bien bien bien après.
L'entièreté de notre vie se résumerait à un clin d'œil par rapport à la vie de la Terre, alors à l'échelle de l'Univers, je te laisse essayer d'imaginer.
Ta vie, ta douleur, ta joie, tes problèmes et tes objectifs sont à la fois absolument tout pour toi, mais à la fois rien pour l'Univers. Je sais que ça te plaît pas de lire ça, c'est même un peu vexant de se dire que tout ce qui nous importe ne concerne en fait que nous...
Je viens de te le dire, ta vie n'est qu'un clin d'œil, ta seule mission c'est de le faire durer le plus longtemps, et surtout de le remplir de tout ce que tu peux. C'est pour cette raison que je veux aller dans l'espace et voir la Terre d'en haut.
Parce que ça fait des années que je m'accroche à l'espoir de me dire que rien de tout ce que j'ai vécu ne vaut le fait d'abandonner. Je veux voir la Terre, et regarder à gauche, pour voir à quel point cette immensité rigole au nez de ma tristesse. À quel point tout ça je le fais pour moi, et uniquement pour moi. On est tous tout seuls. On naît seuls, on ressent seuls, on réfléchit seuls, on respire seuls, notre cœur bat tout seul, et on meurt seuls. Ça sonne triste, mais absolument pas, ça montre que tout le reste c'est juste du bonus, alors justement savoure-le, chéris-le, et essaie de relativiser. C'est une telle chance.

Pourtant ça a pas toujours été facile de m'accrocher à cet espoir. De croire qu'un jour ça irait, qu'un jour je serais en paix, et que ma plume me fasse briller.
J'ai passé trois ans au fond du trou, et si j'écris ce texte depuis le début, c'est pour que tu gagnes du temps, que si tu as vécu quelque chose de semblable, que tu es en train de vivre quelque chose de semblable ou même qu'un jour ça arrivait, tu puisses avoir les armes.

Parce qu'il n'y a rien de pire que s'oublier, s'abandonner et s'autodétruire.
Mais j'ai gagné la bataille. Pas la guerre, parce qu'on ne sait jamais quand elle reviendra – et comme un méchant dans un bon film de superhéros, il peut toujours revenir à tout moment.
Sauf qu'aujourd'hui je le connais, je connais ses points faibles et je saurais parfaitement comment le mettre au tapis en un rien de temps. Mais pour avoir ces superpouvoirs, j'ai passé trois ans dans un temple à apprendre les rudiments de cette magie noire qui s'appelle la Dépression. Dans ce temple, on t'apprend à transformer cette magie noire en feu, un feu que tu loges au fond de ton ventre, et qui t'anime chaque jour.
Mon temple était pas terrible, c'était un bureau de six mètres carrés avec une fenêtre (avec grille) de vingt centimètres carrés qui puait la fumée.
J'ai passé trois ans à pleurer, abandonner, fumer, boire, hurler, taper, et essayer d'oublier.

Mais au cas où j'oubliais, il fallait quand même que les gens sachent, alors je me suis filmé pendant trois ans.

J'avais vue sur la pénombre, j'voulais la vue sur mer,
j'ai le visu d'la scéno, j'voulais la vue sur scène,
je vais pas spoiler sinon, qu'y aura du feu sur scène

– Jamais

Tout ce qui va suivre n'est issu que de mon avis. Je ne fais aucune généralité, je parle en mon nom et seulement en mon nom, tous les jeunes acteurs de ce pays vivent ce métier différemment, et je ne juge rien, je parle de ce que j'ai vécu et de ma vision des choses, c'est tout.

Ma dépression est intimement liée au cinéma et au métier d'acteur.
Entre 2011 et 2016, j'ai continué à tourner à droite à gauche, quelques tout petits rôles dans de gros projets, ou des gros rôles dans de petits projets, mais rien de ce que j'attendais, et de ce que je commençais à attendre depuis presque trop d'années. Le souci d'avoir décroché un gros rôle dans un gros film comme première expérience, c'est que mes goûts et mes attentes étaient déjà au plus haut niveau. J'avais 95 % de chances d'être déçu. Parce que tout le monde n'a pas une carrière d'acteur qui décolle de façon permanente à 14 ans. Parce qu'on n'est pas tous Timothée Chalamet.

C'est ma faute si j'ai souffert à cause de cette industrie pendant toutes ces années. Je suis devenu un enfant pourri gâté du cinéma, à qui on avait offert un trop gros cadeau trop tôt, et qui n'a pas su se satisfaire du peu qu'on lui a offert ensuite.
Parce que c'est le vice de ce métier. Tu ne travailles que quand on a décidé que tu méritais de travailler.

« ÊTRE ACTEUR »

C'est peut-être la réponse le plus souvent donnée par un enfant à qui on demande quel métier il rêve de faire plus tard.

Sur le papier, ça a l'air merveilleux ; c'est s'amuser toute sa vie à être quelqu'un d'autre, pouvoir changer de voix, changer de nom, changer de quotidien. Ça paraît être la meilleure solution pour échapper à la vraie vie et, dans un sens, c'est vrai ; au moment de jouer, il se passe quelque chose, une magie opère. Le problème, c'est que ça ne concerne finalement que 5 % du boulot.

Être acteur, c'est attendre énormément. Un jour, sur une série télévisée, j'avais une séquence de prévue. Une séquence, ça veut dire une scène. Ça veut dire que j'allais tourner deux heures max. J'étais convoqué à 8 heures du matin.

De 8 heures à 9 heures, je suis passé au HMC (habillage, maquillage, coiffure).

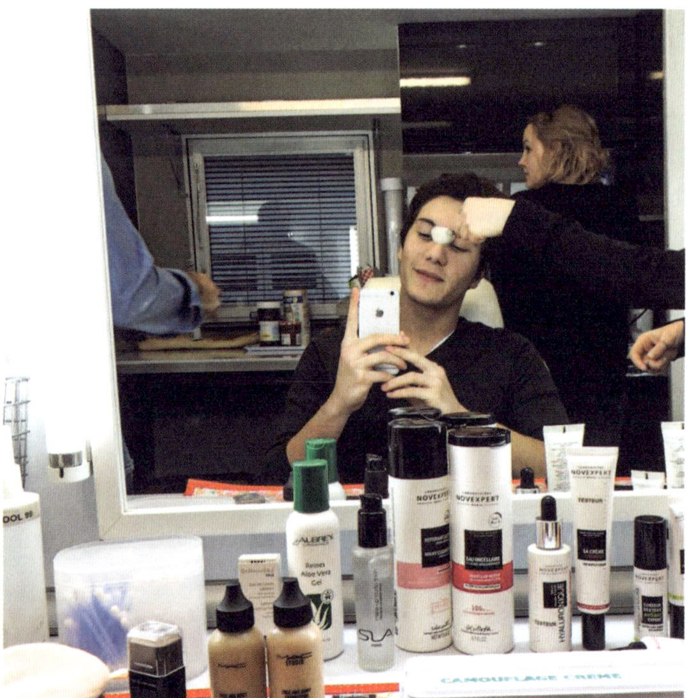

10 heures, PAT (prêt à tourner).
Donc d'ici 10 h 30-11 heures, le temps de mettre tout en place, on devrait commencer.
J'ai commencé à tourner à 16 h 30.
Parce que le cinéma, c'est changer tout le matériel de place entre chaque scène, et ça peut prendre jusqu'à trente minutes à chaque fois.
Donc tu joues trois-quatre fois la scène, après on change d'installation, donc vingt minutes d'attente, on change de plan, on refait trois-quatre fois la scène, et c'est le même cycle jusqu'à la fin de la journée. Donc c'est très difficile d'anticiper, très difficile de ne pas être en retard et de se tenir au plan de travail.
Mais globalement, sur une journée de dix heures de travail, tu tournes trois ou quatre heures grand max, et encore, c'est si t'es sur toutes les séquences de la journée.

Être acteur, c'est apprendre par cœur un texte, à la virgule près parfois. C'est devoir se confronter à une cinquantaine de personnes toutes fixées sur toi, te regardant jouer, à la direction d'un réalisateur (parfois assez malveillante, mais on y reviendra). Et avant ça, c'est toute une quête.

La deuxième chose qui complique la magie de tout ça, c'est que pour tourner dans un film, il faut convaincre tellement de monde.

J'suis tombé du berceau,
j'suis tombé du nid

– Tombé du berceau

Il faut convaincre à ton casting. Puis le réalisateur. Puis les producteurs. Puis le distributeur. Puis les partenaires. Bref, la quête est longue et périlleuse.
J'ai très souvent été deuxième en casting. J'avais jamais le rôle, mais j'étais tout le temps dans les derniers. C'est un peu ce qui m'a traumatisé dans l'exercice.

Mais Gilles Lellouche m'a dit un jour : « Tu finis toujours deuxième ? Eh ben c'est l'assurance qu'un jour tu finiras premier. »

Bon. J'attends encore hein, mais autant te dire que ça m'a motivé à me battre un moment.

Le casting :
On dépeint souvent une image assez froide, hautaine et presque violente des directeur·rices de casting. J'ai eu la chance de tomber sur 99 % de gens incroyablement humains, compréhensifs, et merveilleusement rassurants sur mes capacités à jouer, à me libérer, bref, que des gens merveilleux.
En revanche j'ai croisé LA PLUS NUUUUUUULLE DU PAYS. Vraiment, une personne tellement pas qualifiée qu'elle est capable de te détruire psychologiquement, mais pas volontairement hein, c'est juste qu'elle est TELLEMENT bête qu'elle arrive à faire du mal aux gens, mais on en reparlera plus tard.
BREF.

Un casting, c'est comme un oral de bac, comme un entretien d'embauche.
Il y a toi, ton trac (ou ton stress, lol), ton cerveau qui fume avec tout ce qu'il a appris les jours précédents tout en priant pour ne rien oublier d'ici là, et en face de toi, « la Validation ».
La seule différence avec un oral de bac, c'est qu'au bac si la personne en face de toi est satisfaite, c'est bon, c'est réussi ; là, c'est que la première étape.

Quand tu passes un casting, au-delà de la directrice de casting, il y a une caméra qui te filme. C'est pour le réalisateur, qui n'est pas là pour les premiers essais vu le nombre de gens à auditionner, mais qui visionne tout, accompagné par son « dir' cast' » et qui fait une première sélection. Après, si t'as été sélectionné ils te rappellent pour le call-back, et si tu réussis le call-back on montre la vidéo aux producteurs, qui en discutent avec le réal, et si t'es encore choisi, tu reviens faire une lecture avec le réalisateur et les producteurs pour valider tout ça, et peut-être même qu'on t'annoncera que tu as obtenu le rôle.

Il est 20 heures et j'repars sur la croisette,
j'ai pas ma place dans les strass et les paillettes,
j'ai pas ma place au milieu d'vous,
fonsdé à tous mes rendez-vous,
j'ai trop jalousé l'industrie,
*j'fais genre que j'en ai rien à f*utre*

– Tombé du berceau

En revanche, entre-temps, il y a pleeeeein de paramètres qui entrent en compte. Après un call-back, ça ne dépend plus de toi, ton sort n'est plus entre tes mains. Sur la cinquantaine de call-backs que j'ai passés, environ 50 % se terminaient sans jamais avoir de réponse, rien – jusqu'à voir la bande-annonce du film avec un pote qui a eu le rôle. Mais quand on me donnait des nouvelles pour me prévenir que j'avais pas été sélectionné, c'était à chaque fois indépendamment de ce que j'avais fait en casting. Il y a un million de paramètres que tu ne contrôles pas. Ce qu'il faut réussir à se dire, c'est qu'une fois que t'as terminé tes castings, plus rien ne dépend de toi.

Il faut réussir à comprendre que tous les critères pour lesquels tu es jugé ne dépendent pas de toi. C'est pas toi, ton talent ou ta capacité à endosser un rôle qu'on juge. C'est un avis subjectif de quelques personnes sur à quel point tu ressembles à ce qu'ils avaient imaginé pour le rôle. Souvent, un réalisateur marche au coup de foudre, il attend de tomber sur LA personne qui correspond à ce qu'il avait dans la tête. (Sauf quand t'es connu, là ils arrivent un peu mieux à s'adapter. Lol.) Ça ne remet absolument pas ton travail en cause, ou ce que tu vaux.

Je te dis ça parce que c'est souvent une période de torture d'attendre un coup de fil qui ne viendra peut-être jamais. En tout cas moi, ça m'a fait beaucoup de mal, beaucoup me remettre en question...

Petite liste de tous les arguments que j'ai entendus quand, après un call-back, on m'annonçait que je n'avais pas le rôle :

- Tu n'es pas assez connu pour le rôle.
- La production doit imposer quelqu'un sur ton rôle pour avoir un financement.
- Le réalisateur préfère prendre son fils pour le rôle.
- Tu fais trop jeune.
- Tu n'as pas assez d'abonnés sur Instagram.
- Tu ne ressembles pas assez au rôle.
- Tu ressembles trop à l'autre rôle masculin.
- Tu ne ressembles pas assez aux acteurs qui jouent tes parents.

Et là forcément ça fait mal, parce que tous ces arguments sont légitimes, sauf qu'on peut rien y faire.

Voilà. Ce n'est pas ma vision globale du métier d'acteur, j'ai vécu les plus beaux moments de ma vie en tournage, mais c'est compliqué. Et je veux que tu comprennes que certes, c'est un métier privilégié, et le fait de pouvoir en vivre et s'imposer en fait sûrement un des métiers les plus faciles du monde, mais le problème, c'est que 95 % des acteurs ne vivent pas ça, parce qu'il y a énormément de demande pour très peu d'élus. J'ai quand même mon petit avis sur ce dont tu as besoin pour réussir dans ce milieu.

Mon cocktail pour réussir dans le cinéma (sachant que j'y suis pas arrivé mdrrrr donc conseils à prendre ou pas, hein) :

- **du travail ;**
- **de l'analyse et de l'apprentissage sur la manière dont fonctionne ce milieu (pour éviter de se faire gifler par la difficulté du métier) ;**
- **de la chance ;**
- **du talent (juste un peu, et c'est même pas obligé) ;**
- **ne pas être pudique de ses sentiments et de ses failles ;**
- **des contacts (ça se crée, t'es pas obligé d'être le fils du plus grand producteur du pays) ;**
- **être patient ;**
- **être égocentrique ;**
- **être carriériste ;**
- **être humble (oui oui, égocentrique et humble).**

Pas si facile au final, hein.

LA DESCENTE AUX ENFERS

En vrai, ma dépression a duré six ans, et pas trois. C'est juste que j'ai mis trois ans à le réaliser.
On va entrer dans la période la plus compliquée de ma vie. Une période que j'ai essayé d'oublier, que ma tête a essayé d'oublier – et que l'alcool et le cannabis m'ont aidé à oublier.

Depuis que j'écris ce livre, on me demande souvent si ça me fait du bien d'écrire, si c'est thérapeutique de poser ses maux sur une feuille. Enfin, sur un document Word, mais tu m'as compris.
Non, j'ai pas l'impression que ça me fasse du bien. Pas encore, en tout cas.
Parce que j'ai encore mal. J'ai encore de la haine au fond de mon ventre, j'ai encore peur de pas y arriver, j'ai encore envie de me venger.
Et puis ma dépression est finie aujourd'hui. Peut-être que ça m'aurait fait du bien d'en parler pendant, peut-être que poser des mots sur mes maux m'aurait aidé. Mais on saura jamais. Donc non, je vois pas pourquoi ça me ferait du bien.

Ça fait des mois que j'écris, et là ça fait un mois et demi que je n'ose pas commencer à parler de cette période. Parce que j'ai peur de m'y replonger. Maintenant ça va mieux, je me sens mieux, mais pas encore assez solide, et j'ai peur que revivre tout ça me fasse plus de mal qu'autre chose.
Parce que j'ai été traumatisé. Ça fait chier mon ego d'avoir à prononcer ce mot, et je l'emploie que quand je parle avec ma maman, parce que j'ai pas envie que les autres sachent. Parce que pour moi, c'est comme une sorte de défaite. J'ai encore des traces de tout ça, et ça me fait chier. J'ai tellement envie d'être en paix, que le fait que ça ait existé me fasse plus sourire qu'autre chose, mais c'est pas encore le cas.
Encore pire, il faut que je te donne mes « tips » pour t'aider si jamais t'es confronté à la même chose. Mais j'ai aucune légitimité, parce que moi aussi je suis encore dedans d'une certaine manière. Alors referme ce livre et va lire quelqu'un de légitime.

😔

JE RIGOLE T'ES FOU OU QUOI
ÉVIDEMMENT QUE J'SUIS LÉGITIME À ÊTRE UN « AUTEUR » Y A QUOI ????
(Fake it until you make it on a dit.)
ALORS ROUVRE CE LIVRE ET CONTINUE À LIRE.
QUOI ????
TU L'AVAIS PAS FERMÉ ???

Bah OK, pas de souci, on continue alors ?

Bon, on verra pour les tips, faut déjà que tu saches de quoi on parle, ça sert à quoi d'écouter les conseils d'un mec à qui tu t'identifies même pas !
Bon, quand faut y aller, faut y aller.

1. INT/JOUR Lycée – Cours de philo

Mai 2015, Thomas est au lycée.
Bruits de couloirs après une sonnerie, on croit que les élèves vont sortir de cours mais ils ont deux heures de philo.
Thomas est assis au fond de la classe, il se balance sur sa chaise et envoie un texto, il rigole avec ses potes.
Soudain il arrête de se balancer, laisse revenir sa chaise droite, écarquille les yeux.

Tom
Mais, vraiment là ?

Hugo
Qu'est-ce qui t'arrive ?

Tom
Frère, j'ai reçu un message de Guillaume Canet.

Hugo
Bah, tu le connais, non ?

Tom
Bah, oui, un peu, mais on ne s'envoie pas de textos quoi !

Hugo
Et il dit quoi ?

Tom
Que si j'ai mon bac il m'offre un rôle
dans son prochain film.

Hugo
Mais t'es sérieux là ? C'est incroyable ?!

Tom
Ouais… Je sais même pas… 'fin je sais pas, c'est fou ?

Hugo *(dans sa barbe)*
Moi si j'ai mon bac, j'évite juste une claque de mon daron,
toi tu finis au Festival de Cannes,
on a pas la même vie, hein !

Tom
Ouais 'fin faut que j'aie le bac déjà.

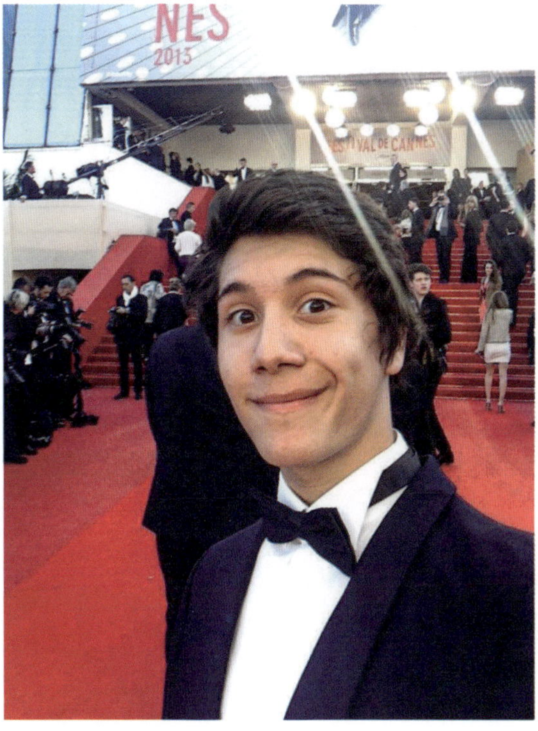

Comme tu le sais, je l'ai eu, grâce à ce merveilleux 10.00.
J'ai eu la chance de tourner dans le film *Rock'n'roll* de Guillaume Canet.
Je n'ai pas passé de casting, rien, il m'a juste offert ce rôle.
Et en plus de ça, c'était une scène avec lui et seulement avec lui.

D'ailleurs, Guillaume, si tu lis ces lignes, je t'ai jamais vraiment remercié pour tout, merci de m'avoir accompagné et de m'avoir donné la force de faire mon trou dans ce milieu, merci pour tout.

14 février 2016
On est sur le tournage. Ma maman est la coiffeuse du film, c'est elle qui me prépare avant d'aller tourner, elle veille sur moi pendant, avant et après la scène. Je tourne seul avec Guillaume. Bref, c'est le bonheur.
Sur le tournage, je tombe sur Rodolphe Lauga, coscénariste et cadreur de Guillaume, que je connais depuis que je suis tout petit. Il me dit qu'il prépare la réalisation de son premier film et qu'il aimerait bien que je lise le scénario aujourd'hui, en attendant de tourner ma scène, pour lui dire ce que j'en pense. (WTF ???)
J'étais assez perplexe, pourquoi un mec avec vingt ans de cinéma ultrapro demande l'avis d'un mec de 17 ans ?
Bref, évidemment, je m'exécute, perplexe.
Ils tournaient dans la rue, à côté d'une église.

2. INT/JOUR Église

Thomas récupère le scénario et entre dans l'église. Assis, il commence à dévorer le script. Son excitation de ne pas savoir ce qui va arriver en sortant de cette église, l'exaltation du scénario génial qu'il est en train de lire, la pression monte.
En lisant, il voit bien qu'un rôle principal se détache, mais également trois rôles secondaires qu'il pourrait interpréter. Alors il s'autorise à rêver à un de ces rôles secondaires.
TIMELAPSE
Thomas sort de l'église, touché par ce qu'il vient de lire. Il retrouve Rodolphe.

Thomas

Waouh, bravo, c'est incroyable ! C'est trop bien cette histoire de surf, le côté *success story* et tout, c'est très cool !

Rodolphe

Ah, t'as aimé !! Trop cool, bon, du coup, ça te chaufferait d'interpréter le rôle principal ?

Thomas

Hein ?

Silence…

Thomas

Arrête. Vraiment ?

Rodolphe

Bah va y avoir du taf avec le surf hein ! Mais si ça te chauffe, moi j'aimerais beaucoup que ce soit toi.

Et c'est exactement là que tout démarre.
Mon cerveau a été matrixé. Je venais d'entendre les mots que j'entends dans mes rêves les plus fous depuis dix ans.
« Ça y est, enfin quelqu'un a compris ce que j'étais capable de donner. »

C'est le deuxième remerciement que j'ai à faire.
Merci de cette merveilleuse opportunité, Rodolphe, je suis tellement fier d'avoir été ton premier choix pour cette histoire sur laquelle tu travaillais depuis si longtemps. Je croyais être prêt, et c'est moi qui n'ai pas su gérer, mais ce jour-là, j'ai cru à ce que j'étais capable de faire, pour la première fois.

I faked it, and I did it

Ce jour-là, j'ai imaginé ce qui allait se passer. Un an de prépa et de tournage, l'année suivante le film sort, je suis nommé pour le César du meilleur espoir dans les mois qui suivent, peut-être même que je gagne le César. On m'appelle pour me proposer des rôles dès le lendemain, j'enchaîne les films, boum, fin du *game*.
Et j'ai fait l'immense erreur de lâcher tout le reste, mettant toute mon énergie dans ce projet. « *Pas besoin de faire autre chose puisque dans pas longtemps tout ce dont je rêve va arriver !* »

C'est le premier tips que je peux te donner. **Mise sur plusieurs choses.** Tant que ça te passionne, le charbon ne compte pas, alors donne tout.
Chaque opportunité qui s'offre à toi n'est qu'une chance en plus d'y arriver que tu mets de ton côté. Mais jamais une seule opportunité ne mérite d'effacer tout le travail fait en amont. On sait jamais ce qui peut se passer.

Il me semble qu'à la base, on devait tourner l'été 2017. Finalement c'était trop précipité, pour plein de raisons mais aussi parce que je n'avais pas eu le temps de vraiment progresser. Parce que ce rôle, c'était aussi une préparation de surf, des sessions de quinze jours dédiées seulement à ça. Cet été-là, accompagné de Christophe Brachet et de David Charbonnel, je surfais tous les jours, de 10 heures à 18 heures.
Alors. La vérité, c'est que deux jours sur trois il n'y avait pas de vagues, ou alors trop de vagues, ou alors trop de vent. Chaque jour je me levais à 6 heures du mat' motivé comme jamais, pour aller me recoucher en voyant le « Report » ou encore pire, pour faire une heure de route, arriver à la plage, sortir ma planche et, courant vers le sable, euphorique, être stoppé net par un océan aussi plat qu'un toit de bâtiment.

Mais j'ai charbonné comme un fou, parce que c'était le rôle de ma vie. C'était ce que j'attendais depuis des années, le moment de pouvoir prouver à tout le monde que ça vaut le coup de me faire confiance. Dès que je recevais une nouvelle version du scénario, je le relisais, je réapprenais mon texte (six mois à l'avance), je rejouais les scènes dans mon salon.

J'étais prêt. Parce que je parle beaucoup. J'ai une grande gueule quand il s'agit de ma réussite professionnelle. Donc j'ai dit à tout le monde que j'allais tout rafler, et j'étais prêt à travailler pour. Tout allait pour le mieux dans le meilleur des mondes.

Mais seulement dans ma réalité. Rodolphe me préservait de tout le stress intense qu'il subissait en essayant de monter son film. Trouver la bonne production, le bon distributeur, les bons financements, la bonne équipe technique, les bons lieux de tournage, le bon casting... C'est extrêmement compliqué de monter un film.

Je ne me rendais compte de rien mais de temps en temps on m'appelait pour me dire qu'un jour le film se faisait, puis le lendemain, puis une semaine plus tard c'était annulé ; puis un mois après c'était bon, puis à nouveau non... Un enfer.

Moi je continuais à surfer, à faire des barbecues avec eux au coucher du soleil après une session de surf, entre une bière et une merguez, tout était idyllique. Finalement le tournage allait avoir lieu en milieu d'année 2018. Tout commençait à réellement avancer, on m'a annoncé le probable casting du film, le probable lieu de tournage... Mais je le sentais pas. Je saurais toujours pas te dire pourquoi, mais c'est comme si au plus profond de moi je n'y croyais pas... Et devine quoi... Un mois plus tard, tout est abandonné, on repart à zéro. À ce moment-là je me suis pris une première gifle. Parce que mon instinct sentait réellement qu'on allait tourner ce film, enfin, jusqu'à ce moment. D'un coup, tout était foutu dans ma tête et j'ai commencé à harceler Rodolphe, parce que je ne savais rien, et ça m'angoissait. Je ne me rendais pas compte qu'il n'en savait pas plus que moi, et que mon angoisse n'était qu'un grain de sable par rapport à ce qu'il vivait. Mais j'avais besoin de savoir. Alors il a commencé à m'expliquer pourquoi c'était si compliqué, ce qui coinçait, entre autres pour que les choses avancent.

Ce jour-là, j'ai appris que ça faisait plus d'un an qu'il se battait pour me garder dans le film. Que malgré tous les avis des financiers qui pensaient clairement que je n'avais pas l'étoffe pour ramener des gens en salle, il maintenait qu'il fallait me garder et mettre des gens connus autour de moi. Parce que oui, c'était de ça dont il s'agissait. J'étais pas assez connu. Sauf qu'on ne parlait pas de notoriété dans le milieu du cinéma, un argument qui aurait ressemblé à « t'as pas assez de CV ni d'expérience pour endosser un rôle principal », ce qui m'aurait évidemment aussi rendu fou, mais que j'aurais pu comprendre,

parce que c'est les règles du jeu, parce que j'ai vécu ça plein de fois.
La réalité, c'est que ça a plus ressemblé à : « Tu n'as pas assez d'abonnés Instagram, t'as pas une assez grosse image publique. »
C'est vrai, j'avais 5 000 abonnés sur Instagram et 1 000 sur YouTube. Mais j'avais aussi eu un rôle principal dans un long-métrage qui avait cartonné au cinéma, et une dizaine de projets tous aussi différents les uns que les autres. Me faites pas croire que ça aurait pas été facile de vendre « le retour du méchant de La Guerre des boutons » pour faire un peu de promo. J'avais aussi dix-huit ans de tournage, parce que c'est l'environnement dans lequel je suis né. J'avais surtout une rage dans le ventre incroyable et une motivation hors norme.

D'ailleurs, si jamais ceux qui ont décidé de m'écarter du rôle lisent un jour ces lignes :
J'aurais été tellement merveilleux dans ce rôle que vous auriez été jaloux de pas avoir eu le flair de Rodolphe. Et le film aurait mieux marché, mais bref, ça, c'est autre chose, je suis pas là pour lancer de piques. (Mais il aurait mieux marché quand même.)

Ah, au fait, maintenant on est 1 500 000 sur TikTok et 220 000 sur Instagram ☺

Bref, je m'égare. Ce jour-là j'ai compris que ça allait être compliqué, mais j'ai aussi compris que la personne qui réalisait ce film voulait que ce soit moi qui interprète le rôle principal.
Alors j'ai continué à travailler. J'ai continué à surfer.

Un jour de décembre, dans le froid du Sud-Ouest, j'arrivais pas à revenir à la « barre », le point derrière les vagues où on peut se reposer et se préparer. L'eau était tellement froide et ma combinaison tellement épaisse que mes bras étaient tétanisés. J'avais plus rien, je luttais en stagnant, j'allais abandonner et retourner sur le sable. Mais à ce moment-là, l'enfant en moi m'a lancé un défi. Tu sais, comme ceux où il faut pas marcher sur les lignes des pavés dans la rue, celui où tu dois atteindre le haut du lampadaire avec ta balançoire. « Tant que j'y arrive pas, j'arrête pas. » Il m'a dit que si j'arrivais à passer cette putain de barre, l'Univers allait me récompenser et j'allais avoir le rôle. « Si j'y arrive c'est que ça se fait, si j'y arrive pas c'est que c'est mort. » J'ai tellement lutté, à bout de souffle, en larmes, les bras tremblants, une envie de vriller,

d'exploser. Parce que ce jour-là mon cerveau n'était pas assez fort pour se battre à la place de mon corps. Alors j'ai fini par retourner sur le sable.
Je crois que c'est un peu la métaphore de cette histoire, je me suis bien battu, vaillamment, mais j'étais pas assez fort pour vaincre un boss aussi fort, surtout aussi tôt dans l'histoire.

Début 2018, Rodolphe m'annonce officiellement qu'on passe d'un « Je t'offre le rôle » à un « Tu vas passer un casting pour le rôle ». Encore une fois, ça ne dépend toujours pas de lui, mais c'est comme ça.
À ce moment, j'ai transformé mon « Ça va être difficile » en « C'est mort ».
Parce que je connais ce milieu, que je sais comment il fonctionne et que je sais lire entre les lignes.
Tu dois peut-être te demander pourquoi faire un casting alors que le réalisateur a déjà choisi son acteur pour le rôle principal ? C'est parce que le casting, c'est pas pour lui. C'est pour montrer aux producteurs et au distributeur le catalogue des comédiens pour qu'ils choisissent le profil qui leur plaît le plus. Et, aussi bon qu'il soit en casting, c'est pas celui qui a 5 000 abonnés sur Instagram qui va se démarquer.

Quelques mois après, j'apprends que le rôle a été donné à quelqu'un d'autre, que c'est terminé. Mais Rodolphe a décidé de me faire jouer dans ce film quoi qu'il en coûte. Il m'a proposé d'interpréter le rôle d'Eddy, le pote du rôle principal, qui lui apprend à surfer.
Autant te dire que ce jour-là, j'avais intérêt à protéger mon ego, parce que ça fait mal.
Ça doit te paraître étrange que je me plaigne alors que j'ai déjà un des rôles principaux, et t'as raison. Mais c'est pas pour la taille du rôle que c'était dur. C'était dur d'être sur le tournage en face de ce que j'avais touché du doigt. J'ai vu tout ce qui aurait pu m'arriver si tout s'était passé différemment, et ça, c'était pas facile.
Mais comme ma maman m'a toujours dit, l'important, c'est de tourner. L'important, c'est qu'on me voie.
J'ai évidemment accepté, j'ai bossé toutes mes scènes comme un fou, et j'étais décidé à tout rafler avec ce rôle. J'ai rangé tout ce qui pouvait ressembler à de l'ego ou à de l'amertume, j'ai accepté ce qu'il se passait et j'ai décidé de leur montrer.

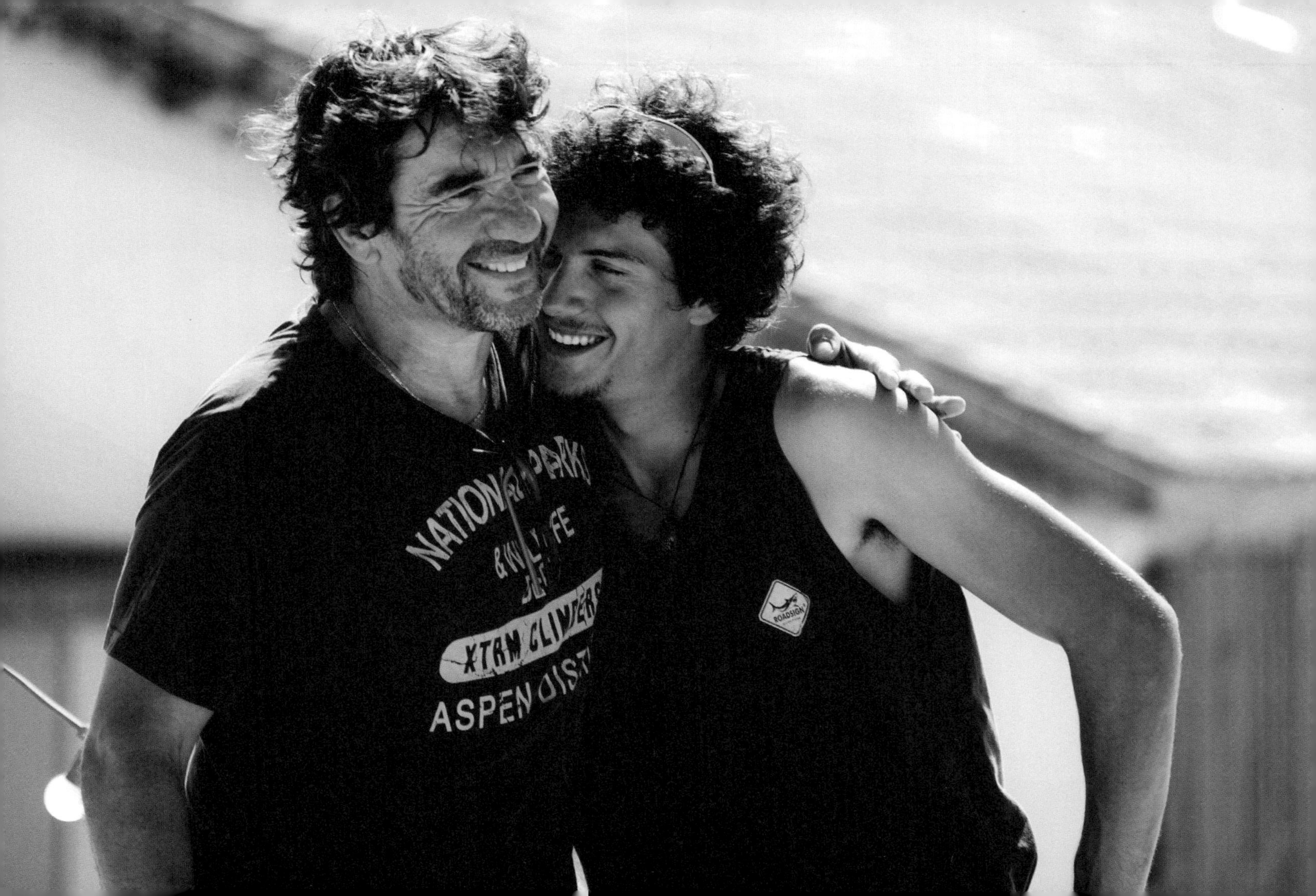
XTRM
ASPEN
ROADSIGN

L'AVANT-PREMIÈRE

Une salle remplie de gens qui m'impressionnent. Des acteurs, actrices, réalisatrices, présentateurs télé, rappeurs, humoristes, enfin bref, du beau monde.
Là, j'angoisse. Et s'ils ne rient pas ? Si à chaque fois que j'apparais, il y a un gros blanc ?
Sauf que là c'est pas comme un casting. Ça ne dépend pas de moi, donc c'est pas du trac, c'est un bon vieux stress bien toxique qui ne sert à rien d'autre qu'à m'empêcher de profiter du moment. Je subis juste la situation et j'ai plus qu'à prier pour que ça passe vite. C'est trop tard pour stresser, le film commence et quand j'apparais, les gens rient. La séquence d'après ils rient encore plus fort. Fiou. Ça y est, on peut souffler.
J'étais trop fier de me voir à l'écran, et cette sensation de fierté, c'était la première fois de ma vie. Parce qu'avant, j'avais honte de me voir. C'est un sentiment normal apparemment, on n'est pas programmé pour se voir sur un écran énorme, jugé par des centaines des gens qui mangent des bonbons. Quand tu décortiques, c'est quand même assez perturbant une avant-première pour un acteur.
Au cocktail, j'ai reçu les félicitations de deux des personnes qui comptent le plus pour moi dans ce milieu. Marion Cotillard et Guillaume Canet. Ils étaient fiers de moi, mes parents aussi, alors j'avais tout gagné. Encore mieux, Marcel était plié de rire dès que j'apparaissais, et il m'a sauté dans les bras pour me féliciter.
J'ai aussi croisé la reine des agents de cinéma parisiens, en fumant une clope dehors après le film, qui m'a dit que j'étais super.
Je crois que j'y ai jamais autant cru que ce soir-là.
Je crois que je me suis tout bêtement dit que si j'étais reconnu par les gens de l'industrie, j'allais forcément l'être par le public, et donc donner envie à tout ce monde-là de me revoir à l'écran.
Le mois qui a suivi a été merveilleux, j'étais en vacances avec mes potes, j'allais dans quelques villes de France pour faire la promo du film, j'ai même fait une interview pour le journal de ma ville et une avant-première dans le cinéma de mon enfance au Plessis-Robinson. J'étais tellement apaisé...
En écrivant ces lignes, je crois que c'est le dernier moment où j'ai été vraiment heureux depuis quelques années. J'étais tellement positif et j'avais tellement d'espoir... mais ça n'a pas duré aussi longtemps que prévu.
Spoiler alert **: c'est là que la descente aux enfers commence.**

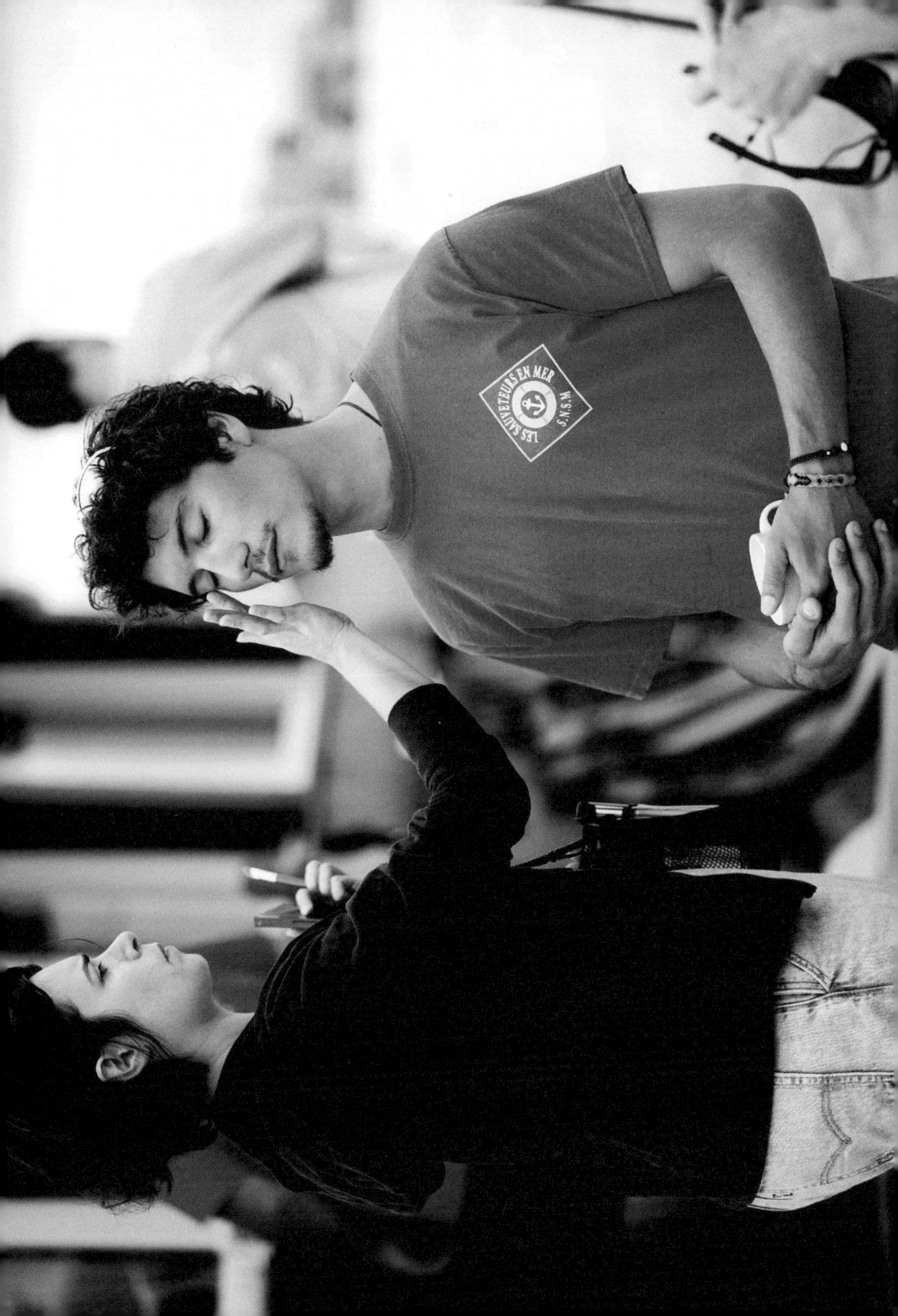
LES SAUVETEURS EN MER
S.N.S.M

LE DÉBUT DE LA PENTE

Parce que ce film que j'aime pourtant tellement n'a pas réussi à trouver son public. On est en plus de ça malheureusement sortis à une date vraiment peu optimale, à une période où il n'y a même pas de promo TV, etc. Bref, ça a fait moins de 100 000 entrées quand j'avais anticipé que ça en ferait 1 million.
Là tout s'est écroulé, parce que j'ai compris que le film n'aurait aucune résonance pour moi et ne m'apporterait aucun rôle.

D'un coup, tous les plans que j'avais en tête depuis un an et demi venaient de partir en fumée. Ce film m'avait enfin permis de poursuivre le plan que j'avais depuis une dizaine d'années : devenir quelqu'un dans le milieu du cinéma. Depuis *La Nouvelle Guerre des boutons*, j'avais décidé où j'allais arriver, et rien ne pouvait me dévier de cette route. Sauf qu'une fois mon plan élaboré, je l'ai gentiment laissé dans un coin de ma tête.
Ça faisait presque deux ans que je n'avais pas retravaillé mon plan, puisque l'issue restait la même dans la tête ; je me suis donc retrouvé seul, face à mon avenir, sans avoir une réelle idée de comment arriver jusqu'à l'objectif final.

J'ai passé quelques mois à essayer de trouver quelque chose, j'ai écrit des scénarios et essayé de leur donner vie, fait du doublage, passé plein d'auditions, mais rien ne venait.
Jusqu'au jour où un casting a enfin marché. Une semaine après, j'apprends que j'ai un rendez-vous avec le réalisateur, que c'est pour interpréter un des rôles principaux dans un téléfilm. Certes, j'aurais évidemment préféré que ce soit pour un long-métrage qui passe au cinéma, mais je suis déjà tellement heureux d'avoir un rôle important que, peu importe pour quoi c'est, je suis content.
Le lendemain, je reçois un nouveau coup de téléphone. J'ai un casting à passer pour une série pour Canal +, qui a l'air INCROYABLE.
Encore un peu d'espoir, alors je me remotive. J'apprends mon texte, il est tellement bien écrit que c'est du gâteau à travailler. Le casting se passe merveilleusement bien, ça dure dix minutes, pas besoin de plus, « c'est exactement ce qu'on cherche pour le rôle ». Je repars, assez fier et surtout impatient d'avoir une réponse. Ça ne s'est pas fait attendre, puisque

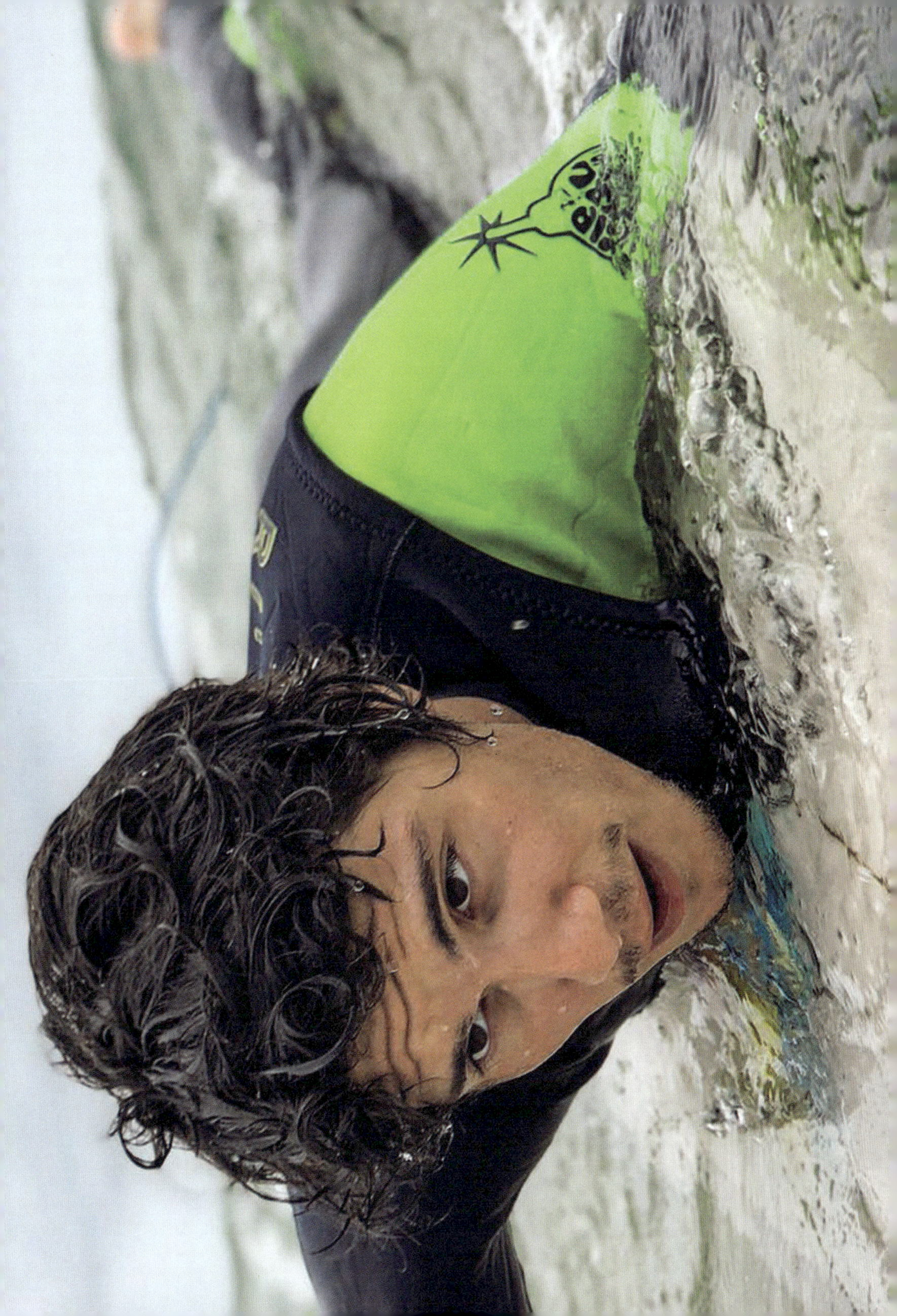

quelques jours plus tard, j'apprends que j'ai un call-back avec le réalisateur et les autres acteurs pressentis pour jouer avec moi. Ça s'est ENCORE MIEUX passé. C'était génial, on se marrait non-stop, une ambiance hyper collégiale, un bonheur. Je savais que j'avais déchiré. Parce que quand je me sens bien et en sécurité, c'est là que j'arrive à tout lâcher.
Trois jours plus tard on m'appelle, j'ai le rôle. Boum, explosion dans ma tête, le feu dans mon ventre commence à reprendre de la couleur, ma confiance aussi, mais le tournage de la série sera dans trois-quatre mois, donc on en reparle d'ici là.

LES PHASES + ET –

On fait une petite pause dans l'histoire. Vu ce que tu viens de lire, tu dois être en train de te dire que ça y est, la roue a tourné, le vent est enfin avec moi et maintenant tout s'enchaîne.
Oui. Littéralement. **La vie n'est qu'une succession de cycles positifs et négatifs. C'est l'Univers qui contrôle ça, t'auras beau tout faire pour te battre contre, y a pas grand-chose de possible. La seule chose qu'il reste à faire c'est de l'accepter, de faire avec.** Si tu le comprends et l'acceptes réellement, t'as de grandes chances de pouvoir le tourner à ton avantage. Déjà parce que ça t'empêchera de t'enfermer dans une bulle de négativité en pensant que « c'est comme ça, c'est foutu et ça changera pas ». Mais surtout parce que ça te permet de tout donner dans les phases de +, et de prendre soin de toi en te reposant comme tu peux dans les phases –.
Alors, oui, j'anticipe déjà ta question, c'est vraiment pas facile de voir quand elles partent et reviennent. Peut-être qu'il faut juste tester. Quand il t'arrive quelque chose de positif ou de négatif que tu considères assez significatif pour en tirer quelque chose, pose-toi et analyse ce qu'il y a autour. Est-ce que le reste n'est que positif ? Que négatif ? Peut-être que tu auras l'impression d'être dans un de ces cycles, mais fais attention, la dangerosité c'est de se persuader que t'es dans un de ces cycles et d'agir en fonction. Suppose, analyse humblement et essaie de te protéger.
Fin de la pause, pardon, on y retourne.

Revenons au premier projet dont on parlait, le téléfilm.
Déjà, ce call-back ne s'est pas vraiment bien passé. Je me suis retrouvé face à un réalisateur assez connu, mais surtout connu pour être dur avec ses équipes de tournage. Réputé pour mal parler aux gens, pour les humilier psychologiquement, pour hurler sur tout le monde tout le temps, pour virer les gens du plateau... BREF, autant vous dire que sa réputation est vraiment pas mal.
Le rendez-vous en soi s'est pas trop mal passé, mais j'ai tout de suite détesté l'énergie que j'ai sentie chez lui, il transpire la malveillance et la suffisance.
On a fait une lecture avec le reste du casting. Une « lecture », c'est lire le scénario tous ensemble et jouer ses propres répliques, un exercice trop cool.

Tu rencontres les autres comédiens, c'est la première répétition, tu comprends enfin le rythme que le réalisateur a voulu donner au scénario, bref.

Juste pour vous situer, dans le casting il y a :

- deux acteur·rices de fou, d'une soixantaine d'années, qui en plus sont connu·es, donc permettent au film de se faire ;
- deux acteur·rices d'une quarantaine d'années, assez connu·es aussi, et surtout potes avec le réalisateur ;
- et moi. Je ne suis pas connu – donc je ne rapporterai sûrement pas 1 € au projet –, ni pote avec le réalisateur – donc aucune envie de son côté de forcément bien se comporter avec moi.

Ça a été HORRIIIIIIIIIIIIIBLE. À la base c'est vraiment mon exercice préféré, mais y avait aucune énergie positive. Le réal se la pétait toutes les trois pages en riant à l'écriture de ses propres blagues, il laissait aucun des acteurs se connecter entre eux pour créer une alchimie, rien de bien. Une fois j'ai bégayé sur un mot, et une autre j'ai oublié un mot dans ma phrase. Je vous jure qu'il a arrêté la scène pour me dire : « Ah, bah fallait plus bosser que ça avant de venir hein » et tout reprendre à zéro.
Bref, j'ai quand même eu le rôle. J'étais flatté, heureux d'enfin être un peu considéré, mais j'avais pas hâte de partir tourner. J'avais peur. Pas peur de pas être assez bon, ou quoi que ce soit en lien avec mes qualités, mais peur de vivre et de voir des choses que je refuse d'accepter. Je ne veux pas croire que le cinéma puisse être fait dans une ambiance aussi malsaine.
Ma peur était légitime, puisque ce tournage a été une horreur. Une grande partie de l'équipe technique était composée de gens merveilleux, adorables, passionnés, gentils ; mais je suis obligé de vous parler de certaines individualités.
Les acteurs du film crachaient dans le dos des uns des autres à longueur de journée, dès qu'ils rentraient en loge c'était « Ah mais quel connard vraiment », à 10 heures du mat après la première séquence. La coiffeuse a refusé de venir sur le plateau pour s'occuper des comédiens parce qu'on tournait, dans une ferme, une séquence avec un cochon mort et que ça la dégoûtait. Elle est pas végétarienne ou quoi hein, juste l'idée de coiffer ses acteurs à quelques mètres d'un cochon mort la dégoûtait, donc elle a refusé de venir sur le plateau et fait perdre une vingtaine de minutes au tournage,

mais encore, ça c'est vraiment un détail. Je vais vous raconter une anecdote qui résume bien l'ambiance générale de ce que j'ai vécu.

3. EXT/JOUR Tournage en extérieur

Thomas joue (encore) le rôle d'un surfeur. Nous sommes au Pays basque fin novembre, la température extérieure est de -3°C, celle de l'Océan à 13. Ce matin nous sommes sur la plage, et Thomas, en combinaison de surf, se lance à l'eau pour tourner un plan de surf.
Quelques minutes après, Thomas remonte sur la plage pour écouter les indications de son réalisateur. Il retourne dans l'eau quelques minutes, puis ressort. Le réalisateur le félicite.

Le réalisateur

C'était top, on a des images très cool !
Allez, fonce te mettre au chaud !

Thomas, satisfait, court dans le froid glacial pour récupérer son peignoir avant de rejoindre les loges, situées à quelques centaines de mètres. Mais il ne le trouve pas, il est gelé, demande aux gens s'ils l'ont vu, mais rien.
Soudain, une trentaine de secondes plus tard, un des acteurs montre quelque chose à Thomas, d'un coup d'œil. Il voit la costumière, assise sur une chaise, jouant à Candy Crush sur son iPad de travail et fumant sa cigarette électronique, qui a le peignoir sur ses genoux.
Il le récupère et court pour aller s'abriter dans les loges. Il arrive frigorifié, retire sa combinaison mouillée, prend une douche chaude, se rhabille chaudement, met la combinaison à « sécher » dehors pour ne pas mettre d'eau dans les loges et s'installe sur le canapé pour travailler son texte.
Une dizaine de minutes plus tard, le premier assistant (qui est le pire du cinéma français, tout le monde dit qu'il est nul mais il travaille toujours) arrive, presque affolé, dans les loges.

Juste pour préciser. Le principal taf du premier assistant à la mise en scène, c'est de tout organiser. C'est lui qui crée le plan de travail, qui décide de ce qu'on tourne, de l'ordre dans lequel on le tourne, etc.

Jérôme

Ah, Thomas, t'es là ! Ouf, heureusement que t'es pas parti manger.

Thomas

Bah pourquoi, j'ai fini de tourner ce matin, non ? Je reprends par le 14 cet aprèm' je crois, non ?

Jérôme

Non, enfin oui, mais non ; on a encore un plan à faire avec toi dans l'eau.

Thomas vérifie son plan de travail…

Thomas

Bah non, regarde, on finissait par le 2B quand je sors de l'eau et on l'a tourné déjà ! Et on a fait les trois autres avant, donc c'est bon, non ?

Jérôme

Ah oui, non mais c'est parce qu'en fait on a oublié un plan. Je l'avais pas noté sur ta feuille de service mais je viens de me rappeler qu'on avait celui-là en plus. Donc tu remets ta combi et tu nous rejoins sur le plateau dans cinq minutes, s'il te plaît !

Sans même attendre une réponse, il tourne les talons et repart en courant sur le plateau.
Thomas pousse un soupir et se retourne vers Sabrina, la costumière, qui l'a rejoint en loge.

Thomas

Le truc c'est que j'ai mis la combi dehors à sécher, là elle a dû commencer à geler depuis, c'est impossible à mettre ! Mais on la passe sous l'eau chaude et c'est bon !

La costumière va chercher la combinaison gelée et va pour la passer sous l'eau… Mais plus d'eau dans la douche, coupure de courant. La costumière cherche une solution pendant quelques minutes mais ne trouve rien.

Sabrina

Bon, tu vas devoir la remettre comme ça hein ! Allez, ça va pas être agréable cinq minutes mais ça va aller quand t'iras dans l'eau !

Thomas

Mais… Il me reste quinze jours de tournage, je peux pas prendre le risque de tomber malade et de tourner avec le nez bouché jusqu'à la fin du film !? C'est pas une question de froid, elle est en train de geler là ! Il fait moins cinq dehors, c'est même pas faisable, c'est comme si je mettais une combinaison en glaçon ?!

Sabrina

Eh ben tu diras à ton réalisateur que tu veux pas remettre la combi.

Jérôme revient…

Jérôme

Alors Thomas, c'est bon ? On est prêts, nous !

Thomas

Non, c'est la merde, y a plus d'eau dans la douche, et faut qu'on mette la combi sous l'eau chaude sinon elle va être trop dure à mettre.

Sabrina *(à Jérôme)*

Non, moi je pense qu'il peut très bien la mettre comme ça, mais apparemment pas !

Jérôme

OK, bon, je reviens.

Il repart en courant sur le plateau.
Thomas, à la fois décontenancé par la bêtise de la situation et consterné du manque de compréhension et d'humanité de la costumière, trouve soudain une idée.

Thomas

Mais on a une bouilloire pour le thé, là, non ?

Sabrina

Oui, pourquoi ?

Thomas

Bah pourquoi on fait pas chauffer de l'eau qu'on met dessus ???

Sabrina

Ah, bah on va faire ça alors.

Thomas récupère la combi, la passe sous l'eau et se dirige vers la douche pour aller l'enfiler. Soudain la porte des loges s'ouvre en claquant comme si un ouragan passait par là, et le réalisateur entre. Il se dirige vers Thomas en lui hurlant dessus.

Le réalisateur

TU TE PRENDS POUR QUI, TOI ? T'AS ENVIE DE ME NIQUER MON FILM, C'EST ÇA EN FAIT ? TU TE PRENDS POUR QUI, À PAS VOULOIR REMETTRE TA PUTAIN DE COMBI ? TU VEUX QUE JE TE DÉGAGE DU FILM MAINTENANT ? TU ME DIS HEIN ? ALORS TU METS CETTE PUTAIN DE COMBI ET TU BOUGES TON CUL SUR CE PLATEAU.

Thomas est figé, il n'arrive même pas à croire ce qui vient de se passer. Il remet sa combinaison, sort des loges et va sur le plateau.
Le réalisateur, voyant le regard noir et fermé de Thomas, l'interpelle.

Le réalisateur

Eh, et puis je te le dis tout de suite, t'arrêtes de tirer la gueule parce que sinon c'est pas la peine. T'as le rôle d'un mec solaire, alors t'es solaire.

J'ai pas pleuré à ce moment-là. Putain que j'en avais envie, de nervosité. J'étais aussi tellement triste de voir que « ça » faisait partie du milieu que j'aime le plus au monde.
Mais j'ai tout gardé, je pouvais pas lui offrir ça. La suite de ce tournage n'est pas intéressante à raconter, il ne m'a jamais re-mal parlé, et j'ai fait mon taf jusqu'à la fin du film. C'était horrible, et c'était la seule expérience cinématographique que j'avais de l'année.
J'étais pas hyper stable avant de tourner ce film, mais là, c'était le coup de grâce. Parce que j'ai eu l'impression que ça faisait dix ans que je me battais pour me faire une place dans un milieu qui n'était fait que de malveillance, de prises de pouvoir malsaines et d'hypocrisie.

Bon, OK, expérience assez traumatisante, on n'a pas eu de chance sur le projet ni sur le réalisateur, mais c'est la vie, j'ai tourné un film, c'est déjà ça ! Et puis il y avait toujours ce deuxième projet de série dont on parlait plus tôt, donc il restait une chance pour que ça finisse bien !

[redacted]

Je viens d'écrire un paragraphe pour vous raconter ce qu'il s'est passé, mais je viens de l'effacer, parce que ça sert à rien. En gros, le tournage de la série avait lieu en même temps que celui du téléfilm, et au début les dates correspondaient, tout s'emboîtait, je pouvais tourner les deux en enchaînant et tout allait bien. Mais le plan de travail du téléfilm a changé, et ils m'ont mis une journée de tournage sur une des dates de la série. Non, c'est pas une blague.

Spoiler alert : les deux productions « n'ont pas trouvé d'accord », et du coup j'ai pas pu faire la série. (J'ai appris quelques semaines après que c'est la prod' du téléfilm qui avait plus ou moins dit que c'était pas possible.)
Alors j'ai tout remis en question. Ma confiance en moi, mon instinct, ma prise de décision, mes qualités, le chemin que je m'étais toujours tracé en tête et les objectifs que j'avais.
Je ne savais plus quoi penser. Parce que cette fois-ci c'était le destin. Ça pouvait pas être encore une énième coïncidence qui me porte préjudice.
Comment peser le pour et le contre quand il n'y a que des contre ?
Alors j'ai abandonné. Je me suis laissé aller, et je crois que c'est ce jour-là que ma dépression a réellement commencé.

"BIG BANG"

Je me suis enfermé dans une bulle très toxique, faite de cannabis, de jeux vidéo, d'alcool et de mal-être. J'ai passé toutes mes journées pendant deux ans dans un bureau de six mètres carrés. Je fumais un joint le matin en me réveillant, dans l'espoir de me rendormir pour faire passer une demi-journée gratuitement. Je jouais aux jeux vidéo de 14 heures (mon deuxième réveil) à 2-3 heures du matin. Tous les jours. Je n'écrivais plus, je ne regardais plus de films, je ne supportais pas de voir des rôles que j'aurais pu interpréter, j'étais entré dans une jalousie et une haine de ce milieu qui me bouffait de l'intérieur.

Un jour j'ai commencé l'alcool. Je ne buvais pas avant. J'avais déjà été ivre avec des potes en soirée évidemment, mais j'aimais pas ça. J'étais le mec qui n'a même pas fini sa bière de 33 cl à la fin du match de foot. Jusqu'au jour où j'ai compris que, contrairement au cannabis qui ne faisait qu'influer sur mon état en l'empirant, l'alcool me faisait oublier tout ce qui n'allait pas – en tout cas ça a fonctionné un temps...

J'ai commencé à me dire que je n'avais jamais été fait pour ce métier, que si ça mettait autant de temps à arriver c'était pour une raison. J'ai même commencé à inventer des fausses raisons d'avoir eu les rôles que j'avais eus, que c'était grâce à la chance que j'avais réussi un casting ce jour-là, mais que j'étais un escroc. C'est là que le feu est parti. Parce qu'avec toutes ces années de doutes, j'avais appris à dompter mes peurs et ce syndrome de l'imposteur. J'arrivais à me rassurer, à me dire que j'étais à ma place, ce qui poussait ma confiance en moi à se bouger le cul pour me faire avancer. Le jour où j'ai perdu ce qu'il me restait de confiance, toute cette capacité à positiver et à me pousser vers l'avant a disparu.
J'étais juste prêt à être vaincu et j'attendais sagement que ça arrive.

Le combo qui a failli m'anéantir était fait **d'attente, de cannabis, d'alcool et de jeux vidéo.**

Ces quatre sujets sont extrêmement dangereux ensemble, mais pour moi, deux sont particulièrement dangereux s'ils sont combinés ; sauras-tu les retrouver ?

☐ Le cannabis ☐ L'alcool ☐ les jeux vidéos ☐ L'attente

Réponse : L'alcool et L'attente.

Ce cocktail m'a presque détruit, mais je pense qu'il est important de préciser pourquoi chaque élément a été si néfaste, et pourquoi la combinaison de ces éléments est aussi dangereuse.

L'ALCOOL

Je vais être très clair avec toi : c'est la pire chose des quatre. C'est de loin la plus violente, la plus vicieuse, la plus dangereuse et la plus moche. L'alcool te tue. Littéralement. En deux ans et demi d'alcoolisme j'ai vu mon corps changer, mon visage changer, ma perception changer et tout ça en mal. Les premiers mois, chaque matin était une gueule de bois. Je commençais à boire à 20 heures, et jusqu'à 2 heures du matin je me bourrais la gueule tout seul. L'ivresse m'aidait à oublier la peur et le mal que j'avais dans le ventre, ça avait l'air magique. Mais ça, c'était seulement les premiers mois. Puisque cet état de répétition de cuite me mettait dans un sale état, je n'avançais pas, et encore moins qu'à la base. Chaque moment où j'avais envie d'écrire, j'en étais pas capable, trop bourré pour. Alors ça a stagné. Au bout d'un moment, il m'en fallait beaucoup plus pour être ivre, et la sensation d'ivresse devenait de plus en plus désagréable. J'étais bien vingt minutes et d'un coup la sensation d'ivresse partait, un mal de crâne arrivait et je finissais par reboire le plus vite possible pour anticiper. J'en suis arrivé à boire une bouteille de 75 cl de vodka en deux soirs.

L'alcool tout seul, c'est déjà plus dangereux à mon avis. Parce que ça fout tout en l'air. J'ai l'immense chance de ne pas être et de n'avoir jamais été physiquement alcoolique, de ne jamais avoir eu besoin de sevrage. Je ne buvais pas parce que mon corps en avait *besoin*.

Mais savais-tu qu'un arrêt brutal de la consommation pour un alcoolique sans sevrage peut dans certains cas entraîner le décès ? Juste en arrêtant de boire. C'est tellement horrible, et pourtant c'est autorisé et revendiqué comme une fierté de notre pays. Aucun contrôle sur la fréquence ou sur l'emploi de celui-ci. On interdit le cannabis, mais l'alcool est autorisé, on vend des feuilles slim avec cartons et des grinders dans les tabacs mais on n'a pas le droit de fumer ? En revanche quand je tape trois bouteilles de vin blanc tout seul, tout va très bien. Bref, je suis pas là pour refaire le monde et notre pays, mais putain qu'est-ce que ça paraît con parfois.

LE CANNABIS

Je tiens déjà à préciser que tout ce que j'écris ici n'est issu que de mon expérience personnelle et que je n'encourage personne à fumer. Pareil quand je dis que l'alcool, ça permet d'oublier ses problèmes, faut prendre tout le schéma de réflexion en compte.
Je ne vais pas faire l'apologie du cannabis, mais je ne vais pas non plus le diaboliser, parce que ça ferait trop plaisir aux hypocrites de notre pays.

Le cannabis est utilisé depuis des siècles, ses vertus médicinales sont reconnues par la majorité des médecins du monde entier, le CBD, qui fait partie de sa composition, apporte un réel effet relaxant, calmant notamment les tremblements de gens atteints de la maladie de Parkinson. Les antispasmodiques présents dans le THC (l'autre partie de sa composition) et dans le CBD sont fréquemment utilisés dans les traitements contre la sclérose en plaques, l'épilepsie, la maladie d'Alzheimer et les troubles du comportement alimentaire. Néanmoins, la consommation non contrôlée de THC chez des individus ayant des prédispositions à la schizophrénie, la bipolarité ou des troubles du comportement peut avoir un effet déclencheur de ces maladies.
Voilà, comme ça on sait de quoi on parle.

J'ai commencé à fumer de temps en temps avec des potes au lycée, en soirée. Accompagné d'alcool, de bruit et d'attraction, le cannabis n'avait pas un effet incroyable sur moi, je trouvais ça cool, mais sans plus. Un jour, à force

de consommer en soirée, je me retrouve chez moi un lendemain de soirée, une tête de beuh dans la main. J'ai fumé tout seul, dans un environnement calme et paisible, et je me suis rendu compte que mon cerveau me laissait en paix. Toutes ces pensées parasites n'étaient plus là. Je sentais l'arrière de mon crâne se détendre, mes trapèzes et mon cou se détendre aussi. Je suis donc devenu complètement dépendant de cette sensation, qui me permettait de souffler.
Je dis pas que fumer c'est bien, mais ça m'a aidé.
En revanche, c'est un amplificateur de situation. Au-delà de son effet psychotrope, des fous rires et des yeux rouges, le fait de fumer des joints quotidiennement influe énormément sur ta santé mentale.
Je pense pas que fumer un joint devant la télé, après avoir couché ses enfants, après une grosse journée de travail, pour te détendre avant d'aller te coucher, soit *grave*. Pas plus que de boire un verre de vin dans cette exacte situation.
Je vais pousser le truc encore plus loin. Moi, ça fait des années que je ne ressens plus l'effet psychotrope. J'ai plus de fous rires, je ne suis plus jamais défoncé. D'un côté c'est assez triste, ça veut dire que j'ai tellement fumé que j'ai dépassé ce stade-là, mais d'un autre, ça me permet d'avoir seulement le côté relaxant, sans le côté qui défonce.
Mais pour moi, le facteur qui a été déterminant, c'était ce que je faisais au quotidien, avec ou sans cannabis. Aujourd'hui je fume toujours mais j'arrive à faire des trucs. Je n'ai jamais été aussi actif de ma vie, je n'ai jamais autant travaillé de ma vie. L'important pour moi, c'est de faire quelque chose.
Le cannabis associé à de l'attente et de l'inaction, y a rien de pire.
Parce que ça veut dire rien faire d'autre que fumer. Ça veut dire en rouler un quand tu viens de finir le précédent, ça veut dire avoir le cardio d'un fumeur de 68 ans à 25, ça veut dire s'isoler socialement pour pouvoir fumer tout le temps, ça veut dire avoir la flemme pour tout ce qui te demande un peu d'effort, ça veut dire créer un stress et une angoisse quand tu fais des choses importantes sobre, bref, ça veut dire beaucoup de choses pas très cool.

LES JEUX VIDÉO

Aaaaah, enfin quelque chose dont je vais faire l'apologie. Les jeux vidéo, c'est merveilleux, à tout point de vue. On va tordre le cou à quelques clichés avant que je te raconte ma relation avec ça…

« Les jeux vidéo, c'est abrutissant » : Non, Martine, ça demande beaucoup de capacités intellectuelles, cognitives ainsi que beaucoup de réflexes. Tu savais que les Jeux olympiques ont créé une compétition virtuelle dans l'optique d'intégrer certains jeux vidéo aux JO dans les années qui arrivent ? **Les jeux vidéo, c'est un sport qui se joue avec le cerveau et les mains, comme les échecs. Si ton fils jouait aux échecs huit heures par jour, dès qu'il rentre de l'école avant de faire ses devoirs, jusqu'à le surprendre en train de jouer dans la nuit, tu dirais à tes copines qu'il est addict aux échecs ?** Non, Martine, tu leur dirais qu'il est « passionné » d'échecs et que c'est un petit génie. Alors pourquoi est-ce qu'on voit les jeux vidéo comme une addiction ? C'est quelque chose qui te plaît, qui t'intéresse, qui te distrait, dans lequel tu progresses à force de pratique et d'apprentissage, et auquel tu prends de plus en plus de plaisir à mesure que tu deviens fort. T'appelles pas ça une passion, toi ?
Il y a un point sur lequel tu as raison, Martine, c'est que peu importe, les échecs ou les jeux vidéo, si ton fils ne fait que ça et qu'il ne sort jamais de sa chambre, là c'est terrible. Parce que se dépenser, faire du sport et voir le monde, c'est trop important. Mais c'est comme tout excès ; les jeux vidéo n'ont rien de différent.

« Les jeux vidéo rendent violent » : Non, Martine, si tu as vu ton fils casser son clavier, ce n'est pas parce qu'il est en train de devenir fou et qu'il va aller trancher la gorge d'un passant pour reproduire ce qu'il a fait dans GTA. C'est sûrement parce qu'il a raté une combinaison assez technique d'actions qu'il travaille depuis deux semaines à l'entraînement, et qu'une fois en partie réelle il se fait avoir par quelqu'un qui l'a retournée contre lui. Peut-être qu'il a passé quinze heures en entraînement pour apprendre à la maîtriser, qu'un jour il arrive enfin à la reproduire en boucle, et qu'au moment d'enfin s'en servir, il la rate. Qu'est-ce que ça a de différent d'un tennisman qui jette sa raquette parce qu'il a raté sa volée, qu'il bosse à l'entraînement depuis des mois ?

Ce n'est pas de la violence, c'est de la frustration.

BREF, pardon, mais c'est un sujet qui me touche. Je viens de cette génération qui a grandi quand être un geek, c'était vraiment pas à la mode, faire des vidéos sur YouTube non plus, et j'en ai marre de cette partie de nos aînés qui diabolise et tourne en ridicule les choses qui composent la génération qui leur succède.
Moi, les jeux vidéo m'ont fait beaucoup de bien... et à la fois beaucoup de mal. J'étais complètement renfermé sur moi à cette époque, je ne sortais pas, je ne voyais plus personne. Mais j'avais des potes en ligne. Ça paraît con hein, mais c'est ce qui m'a permis de ne pas être complètement isolé pendant plus d'un an. Pareil, si ton enfant est toujours sur son ordi, en général il est avec d'autres gens, on n'est plus en 2005 où les seuls jeux c'étaient des jeux d'histoire en solo qui te prennent trois cents heures à finir. 95 % des joueurs réguliers sont des gens qui jouent en ligne avec d'autres.
Les jeux vidéo m'ont permis d'occuper ma tête quand tout ce qui traversait mes pensées n'était fait que de négatif. Certes, c'est hyper chronophage de jouer, mais grâce à ça les journées passaient plus vite, les nuits paraissaient moins longues, et j'avais moins le temps de penser.
Mais c'est aussi le problème. Je ne faisais plus rien d'autre, et vu que ça permettait au temps d'avancer, j'étais satisfait. Aujourd'hui j'ai l'impression d'avoir 23 ans. C'est réellement comme si j'avais perdu deux ans de ma vie. À cause de la pandémie bien sûr, comme tout le monde, mais encore plus parce que le Covid m'a permis de rester dans ce cercle vicieux pendant longtemps, sans que rien vienne bousculer cet équilibre malsain.
Pendant deux ans, ça a été : jeux vidéo, fumette, casting, alcool, réponse négative au casting, jeux vidéo, vidéos TikTok pour aider les gens, alcool, fumette, casting, pas de réponse au casting, jeux vidéo, et encore fumette, reposter une vidéo, pleurer, refumer, reboire, etc.

En tout cas, les jeux vidéo tout seul, ça n'a jamais été un problème. C'est comme tout, chaque excès est dangereux.

L'ATTENTE

On en a déjà un peu parlé, mais c'est la seule chose que je regrette aujourd'hui. De ne pas avoir écouté ma maman quand elle me disait de faire des choses. Peu importe quoi, mais de m'activer, de me bouger. Ça m'aurait sûrement permis de gagner quelques mois, voire quelques années, mais c'est comme ça. Au moins ça m'aura permis d'apprendre. Je sais que je ne reproduirai jamais la même erreur. Celle d'attendre que les choses arrivent toutes seules. Pas que ça tombe du ciel, parce que j'étais trop lucide pour me reposer sur mes lauriers ; mais je ne sortais jamais de ma zone de confort. J'ai souvent refusé des trucs parce que j'avais peur de m'engager dans quelque chose que j'allais peut-être regretter. Mais en fait, y a rien à regretter, jamais, à part le fait de pas y être allé.
Attendre, ça revient à se suicider à petit feu. Tu ne raccourcis pas ta durée de vie, mais tu perds tellement de temps que ça revient au même. J'ai perdu deux ans, et la vie est tellement courte que je te jure que c'est beaucoup.

Voilà ; c'est ça, le cocktail qui a failli me détruire. C'est comme ça que j'ai vu passer deux ans en cinq minutes, c'est comme ça que j'ai fait du mal à mon corps et à ma tête non-stop pendant deux ans.
Mais tu te doutes bien qu'il y a du positif dans cette histoire.
Ça m'a fait devenir un adulte. Ça m'a aidé à voir ce que c'était d'avoir peur pour soi, ça m'a montré à quel point j'étais vivant, et à quel point j'avais de la chance de l'être. J'ai capté que même quand ton cerveau te dit qu'il n'y a plus d'espoir et que c'est foutu, ce n'est qu'un mirage, créé par la partie la plus soucieuse de toi pour essayer de te protéger. Parce que cette quête est douloureuse, mais nécessaire.

On est l'8/6 2023, et j'ai enfin stoppé cette merde,
mais ça m'fait peur et j'ai b'soin d'foi,
pour supporter les sueurs froides,
apparemment ce sera pas long, mais c'est déjà l'éternité,
faut pas mentir comme avengers : « apparemment c'est mieux après »

– Big Bang

L'AMITIÉ

C'est le seul sujet avec lequel je ne suis pas très à l'aise ; parce que j'ai été assez déçu en amitié, et c'est la première fois que j'en parle vraiment. J'avais une bande de potes de qui j'étais très proche, je les connais depuis mes 11 ans, et jusqu'à mes 18-19 on était inséparables. Parfois ça n'allait pas entre certains d'entre nous, mais c'est l'amitié, rien de plus normal. On habitait tous à côté, à quelques centaines de mètres chacun. On se voyait tout le temps, mais en 2017 j'ai dû déménager à une vingtaine de minutes en voiture.
Inévitablement, je me suis un peu éloigné d'eux. En plus c'était la période du film de surf. J'étais tout le temps dans le Sud pour surfer et quand je rentrais, je n'avais pas le temps de les rejoindre, ou alors juste pour quelques heures, alors j'y suis moins allé. On se voyait toujours, mais moins. Je les ai tous invités à l'avant-première de *La Source*, j'étais tellement fier de pouvoir enfin leur montrer tout ça... mais après l'échec du film, au moment où ma descente aux enfers a commencé, personne ne m'en a parlé, ne m'a demandé comment ça allait. Peut-être était-ce immature de ma part d'attendre cette attention, alors que j'étais sûrement le premier à vouloir camoufler mon mal-être, mais putain je suis quelqu'un de solaire, ça se voit quand je suis malheureux. Aujourd'hui, je ne sais pas si c'était par manque d'intérêt, par pudeur, parce qu'ils ne se sont pas rendu compte, peu importe, en tout cas je me sentais seul et ça ne m'aidait pas à voir les choses autrement.
Quand on se voyait, c'est parce que c'est moi qui proposais, ou parce que je demandais si je pouvais venir à ce qu'ils avaient prévu. Si je voyais « au fait RDV à 14 h au stade du coup » envoyé sur le groupe WhatsApp, je demandais si je pouvais venir au foot avec eux. C'était que dans un sens.

En 2022, on s'était presque tous retrouvés dans un club de foot amateur, pour jouer tous ensemble. Après quelques mois, un de mes potes a demandé à l'entraîneur s'il pouvait faire le goal, il voulait essayer. C'était mon poste, mais il n'y a qu'un gardien dans une équipe, ce qui voulait dire qu'on ne pouvait pas jouer tous les deux. Il jouait déjà comme joueur de champ, mais il voulait plus de temps de jeu, donc voulait jouer aux cages. L'entraîneur nous a dit de faire un match sur deux. Alors que c'était le seul moment avec eux qu'il me restait régulièrement, parce qu'il voulait jouer plus, il a préféré que

je ne vienne qu'un week-end sur deux. Sans rien me dire, comme si de rien n'était, et il a laissé un autre de mes potes me l'annoncer, pareil, comme si de rien n'était. Ce jour-là j'ai décidé que ça suffisait. Ces relations étaient plus malsaines qu'autre chose, j'en avais marre de tout le temps aller vers eux, alors j'ai décidé de mettre en place quelque chose, je te conseille d'essayer si t'as l'impression d'être dans la même situation.
N'envoie plus aucun message, laisse la personne venir vers toi et avoir envie de te parler et de te voir. Attends et observe. Si rien ne vient, tu n'as plus de question à te poser.
C'est ce qu'il s'est passé, enfin pour la plupart. J'ai attendu et quatre mois plus tard, deux de mes « meilleurs amis » ne m'ont jamais rien renvoyé. Comme ça, plus rien. Un seul a continué à me solliciter, à avoir envie de me voir, alors j'ai rien perdu de ce qu'on avait. Mais tous les autres, c'était terminé. Ça me faisait mal, et ça me fait toujours mal, mais à un moment il faut dire stop, et c'est là que j'ai décidé que ça devait s'arrêter. Un des deux a déménagé dans ma ville, à quelques centaines de mètres de chez moi, et il a mis plus de six mois à m'envoyer un message, disant qu'il ne comprenait pas pourquoi je ne donnais plus signe de vie. Mon meilleur ami.

Voilà, donc j'ai aucune leçon à te donner en amitié.
En revanche j'ai compris des choses factuelles ces dernières années.
On ne se doit rien en amitié, pas de contrat d'amour qui nous lie, ni de lien familial, c'est pour ça que ça doit aller dans les deux sens et venir des deux côtés. Ne cours jamais après quelqu'un, tu n'as besoin de personne pour être heureux. Avec le recul, peut-être que je les ai perdus par ma faute, parce que j'étais trop instable pour essayer de gérer la relation pour deux. Il faut que tu apprennes à t'aimer, à accepter et à apprécier ta propre présence pour que les gens l'apprécient autant, voire plus que toi.
Prends soin de tes amis, appelle-les, envoie-leur un message, comme ça, sans raison, pour savoir comment ils vont, parce que, vu que vous vous devez rien, ils ont peut-être du mal à te dire que votre relation ne leur va pas. Eh oui, une amitié, on en prend soin comme on prend soin d'une relation amoureuse.

**une amitié,
on en prend
soin comme
on prend
soin d'une
relation
amoureuse**

TOURNE TON TÉLÉPHONE

Un soir, bourré et triste, scrollant sur TikTok, je tombe sur une vidéo d'un coucher de soleil, une musique douce avec écrit au centre : « Depuis le Covid, 4 jeunes sur 5 se sentent seuls et 2 sur 5 disent ressentir des signes de dépression. »

Je suis allé lire les commentaires, et plus je défilais, plus je tombais sur des messages de détresse, plus je comprenais que j'étais pas tout seul. Alors j'ai voulu créer de l'interaction. Je me suis dit que même à travers un téléphone, ça pouvait pas faire de mal de parler avec quelqu'un. De lui raconter sa journée, de lui dire ce qui ne va pas. J'en ai tourné une, et je me suis dit qu'il manquait quelque chose, qu'il y avait trop peu de proximité entre le spectateur et moi. Je viens du cinéma, et le cinéma, c'est en 16/9. En format horizontal. Et on voit mieux, à l'horizontale. (C'est absolument stupide comme raisonnement, mais c'est ce que mon cerveau s'est dit.)

Et puis j'ai demandé au spectateur de se rapprocher de moi, pour qu'on ait notre intimité – après tout, notre discussion ne concernait personne autour. Au début, je laissais des blancs après mes questions, pour laisser la personne répondre, et puis j'essayais de donner un avis humain et rassurant sur quelque chose de très général, pour essayer de toucher le spectateur. Ça a tout de suite cartonné, et très vite j'ai reçu beaucoup de messages de remerciements. Ça a commencé à me convaincre que c'était précieux, que les gens avaient besoin de ce moment. Mais j'avais besoin de pouvoir leur répondre vraiment, j'avais besoin de savoir ce qui n'allait pas. C'est là que j'ai commencé à prendre des commentaires et à répondre sur des sujets précis. Je parlais comme si je parlais à un pote, comme si on parlait tous les deux. Et c'est exactement ce que je fais ici, dans ce livre : je suis pas là pour devenir psy, pour te donner un guide de vie pour être heureux ou te dicter une manière de penser. Je suis là en tant que pote, pour essayer de te montrer que ta vision des choses est altérée par des choses qui te font du mal. J'ai eu mal, donc je veux t'éviter de souffrir aussi.

J'ai de moins en moins d'amis mais je finis par me dire que j'ai déjà 1,4 million de potes, et que c'est déjà du taf. Quand je tourne ces vidéos, c'est toujours du one shot. Je sélectionne trois ou quatre sujets, ceux qui

m'interpellent le plus, ceux où j'ai le sentiment d'avoir quelque chose à dire de concret pour aider. Rien n'est écrit, tout n'est que de l'impro, et si jamais je bégaie, que je perds mes mots, que je ne trouve plus rien à dire, j'annule la vidéo et je passe au sujet d'après. Parce que sinon, c'est plus naturel. J'ai souvent réfléchi à écrire et apprendre un « texte » pour ces vidéos. Après tout, c'est ce que je fais depuis plus de dix ans, je pourrais très bien travailler ce que je dis, choisir mes mots et ce que j'ai envie d'exprimer publiquement.
Mais quand t'es avec ton pote et que tu le réconfortes, t'écris rien.
Jamais je te dirai la même chose sur le moment que si tu me laisses trois jours pour y réfléchir et choisir mes mots.

Je suis tellement fier de ce concept, et surtout de sa réussite. Parce que ça veut dire que ça fonctionne, que ça sert à quelque chose, que je suis utile pour les autres.
Il y a énormément de gens qui se tatouent « Promis, ça va aller », j'ai dû recevoir plus d'un millier de photos en deux ans. Ça veut dire que l'espoir est gravé sur leur peau. Ça veut dire qu'abandonner ne fait plus partie de leur plan, et j'en suis tellement, tellement fier.
Mais ça n'est pas thérapeutique pour moi pour autant. Traiter tous ces sujets ne m'aide pas à mieux les comprendre, à prendre du recul ou à me protéger, au contraire.
Comme si, en respirant le mal des gens un peu trop longtemps, j'avais fini par m'en imprégner. J'étais tous les jours confronté à des histoires assez tristes, mais au-delà de les lire, ça me tenait à cœur, parce que je savais que c'était en réaction à une de mes vidéos.
Je ne me suis jamais forcé à tourner ces vidéos, je le faisais pour les gens évidemment, mais je le faisais pour moi, parce que ça me faisait du bien de savoir qu'à défaut d'aller mieux, je pouvais aider plein de gens à y arriver.
Aujourd'hui, je vois ça comme un devoir. J'ai réussi à avoir un réel impact positif sur le quotidien des gens, alors il est hors de question d'arrêter.

LA COLÈRE

J'ai eu un réel souci avec la gestion de cette émotion ces dernières années. Elle a pris une grande place dans mon quotidien, jusqu'à survenir à n'importe quel moment, dès que ça me semblait légitime. J'ai été tellement en colère, j'ai eu tellement la haine, mais j'ai réussi à en faire quelque chose de positif.
La colère, c'est naturel, on la ressent tous, à des degrés différents, mais c'est un sentiment qu'on connaît par cœur, alors il n'y a aucune raison de le traiter différemment des autres. Il ne faut pas avoir honte d'être en colère.
Les fois où j'ai été le plus en colère, c'est quand c'était injuste. J'ai horreur de l'injustice. Je trouve qu'il n'y a rien de pire que de subir quelque chose injustement.

Je crois que c'est le moment d'aborder un sujet assez épineux que j'appréhende d'avoir à écrire depuis le début de ce livre.

J'ai envie de te raconter la fois ou j'ai été le plus en colère de ma vie. Tu vas voir, il y a une leçon à en tirer.
Plus tôt, je t'ai dit qu'on parlerait de la pire directrice de casting du monde. C'est maintenant.
Elle s'appelle Catherine. C'est la seule info que vous aurez.
Vu ce que je m'apprête à raconter, j'ai pas envie d'être poursuivi en justice, donc je vais éviter de la nommer. Néanmoins ma petite Cathy, si tu te reconnais, bonne lecture.

C'est ce jour-là que j'ai décidé d'arrêter de passer des castings et que j'ai abandonné l'idée de vivre de ce métier. Donc oui, *pretty big deal.*
On est début 2021, je suis en pleine dépression et j'essaie de garder la tête hors de l'eau. Je ne fais plus rien de mes journées mais quand j'ai un casting, j'y vais, parce que c'est la seule solution pour me sortir de cette spirale infernale. Je ne dis rien à mon agent, mais elle sent que ça ne va pas. Donc la communication se complique. Tu dois te dire qu'un agent est là pour prendre soin de toi humainement et t'accompagner psychologiquement dans ce milieu, c'est ce que je me disais aussi, mais apparemment pas. Un jour, je lui ai envoyé la vidéo YouTube que j'avais faite sur ma dépression. Elle n'a jamais répondu à ce message. Bref. Donc ça n'allait pas fort avec elle.

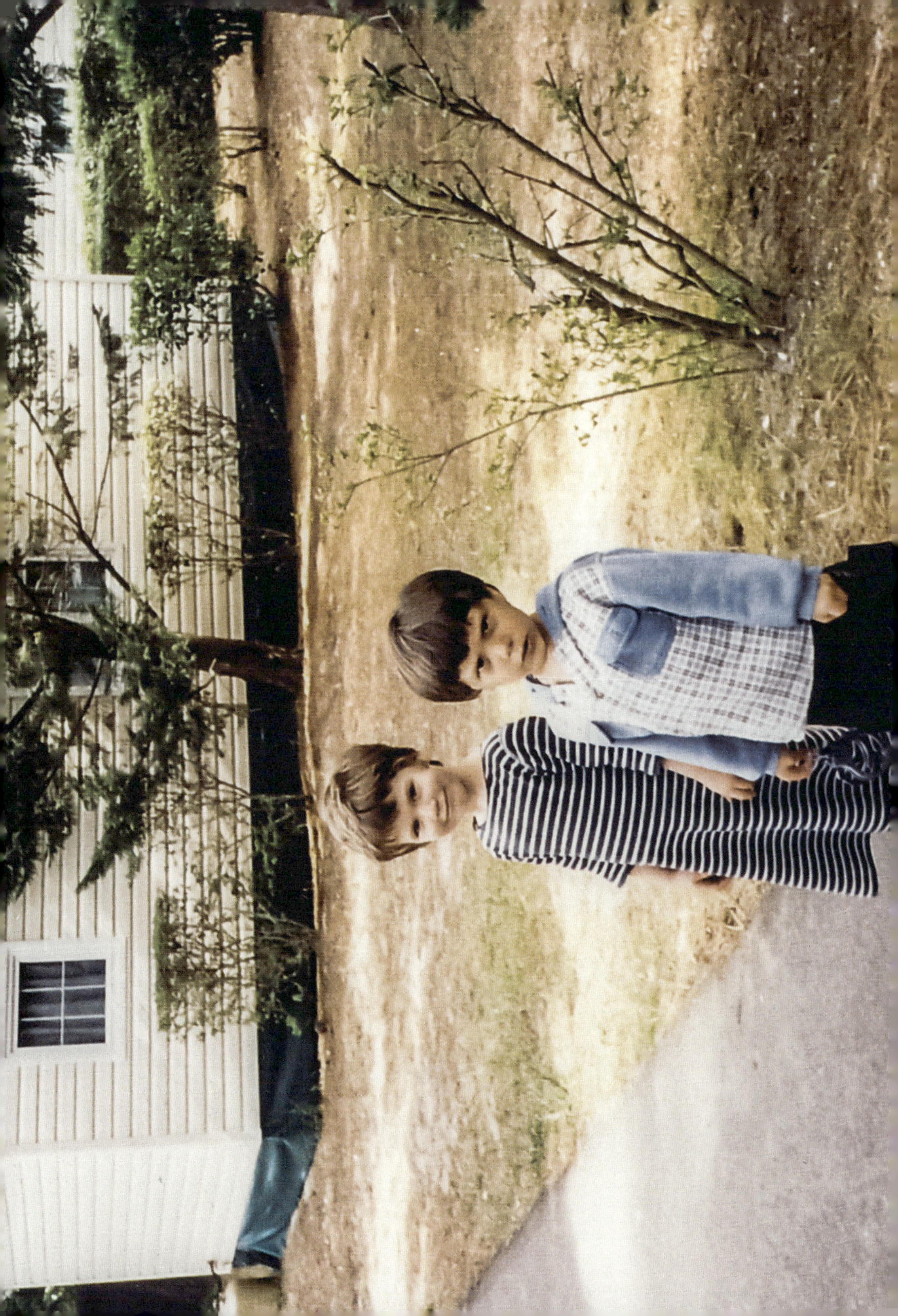

Un jour elle m'appelle pour me proposer un casting pour une série pas terrible qui passait sur une chaîne pas terrible non plus. Mais j'accepte. Parce que j'ai juste besoin de tourner, de vite me remettre en selle après être tombé.
Le casting est donc dirigé par cette Catherine. Et tu sais pas quoi, Catherine est une copine de ma belle-mère ! Donc ce casting, c'est presque en famille. Je ne la connais pas vraiment, je l'ai juste croisée en casting il y a quelques années, mais soit.
J'arrive sur place, et je vois que la personne qui donne la réplique pour la scène n'est autre que le parrain de mon petit frère ! (On était réellement en famille, lol.)
Ça, c'est une bonne nouvelle. On s'adore, on se connaît hyper bien, ça me détend tout de suite. Le casting se passe bien, mais je ne comprends aucune des indications de Catherine. Tant pis, je fais à l'instinct, je joue avec le parrain de mon petit frère, alors forcément, l'alchimie est là. Je repars assez content, et surtout soulagé d'avoir passé cette épreuve.
Quelques jours plus tard, j'apprends que je suis pris pour le call-back et qu'il se fera en présence des deux réalisatrices. QUOI ? COMMENT ÇA, DEUX ? UNE SEULE C'EST PAS DÉJÀ ASSEZ STRESSANT ?

4. INT/JOUR Salle de casting, immeuble parisien

Thomas arrive dans la salle d'attente du casting, pétrifié. Ça y est, le traumatisme s'est créé, il essaie de lutter mais ses mains sont moites, il a le ventre noué, ses pensées le torturent, il respire, assis sur sa chaise en attendant son tour. Soudain, la porte s'ouvre.

Catherine

Ah, salut Thomas, comment ça va ? On y va ?

Thomas

Hello, oui, c'est parti !

Thomas arrive dans la salle, les deux réalisatrices lui sourient très gentiment et commencent à se présenter.

Réalisatrice 1

On est trop contentes de te recevoir aujourd'hui, Thomas, on a adoré ton casting de l'autre fois et c'est un plaisir de te…

Catherine *(coupe la réal)*
Oui c'était vraiment top ce qu'on avait fait la dernière fois, donc aujourd'hui on voulait voir ce que ça donnait sur le texte de la série. Bon, alors on est partis, oublie pas que quand tu commences ton texte t'es essoufflé, OK ?

Thomas fait la scène en entier et attend le retour des réalisatrices pour s'adapter à leurs indications, mais à peine la réalisatrice a-t-elle commencé à ouvrir la bouche que Catherine la coupe. (Vous commencez à cerner le personnage.)

Catherine *(assise sur le bureau devant les deux réalisatrices, leur bloquant la vue, au passage)*
Alors, c'était pas mal, mais juste t'étais pas assez essoufflé sur ta première réplique.

Thomas
Ah OK, désolé, je vais forcer un peu la respiration avant de commencer.

Il accélère son rythme cardiaque, saccade sa respiration, court sur place pour se fatiguer et commence la scène.

Thomas *(jouant)*
Ah enfin t'es là, je te cherchais part…

Catherine
Non, bah non, c'est pas ça être essoufflé. Recommence.

Thomas, déboussolé, appelle à l'aide du regard les réalisatrices, qui n'osent pas intervenir. (Elles étaient tellement adorables, vous avez jamais vu ça.)
Thomas se replace, accélère sa respiration, la retient pendant trente secondes, surventile encore, et commence la prise.

Thomas
Ah enfin t'es l…

Catherine *(d'un air mi-hautain, mi-humiliant)*
Bon, Thomas qu'est-ce qui se passe ? Il y a un problème ?

Thomas *(à fleur de peau)*
Non, je comprends pas, j'y arrive pas apparemment. J'ai l'impression d'être hyper essoufflé, j'y arrive pas…

Catherine
Ah, donc tu veux pas le faire ?

Réal 2
Non Thomas, c'était super, l'énergie est super, recommence, mais ne pense pas au souffle, c'est vraiment pas important du tout.

Réal 1
Oui, nous on veut voir comment tu interprètes ce jeune mec ! Allez, c'était super, respire et go !

Thomas fait une dernière prise, mais il est complètement déboussolé, il ne réalise même pas ce qu'il vient de se passer. Il rentre de son casting, prend le métro, arrive dans sa rue. Soudain son téléphone sonne, c'est son agent.

Agent *(voix agitée, presque agressive)*
Allô ! Thomas ! Ça va ?!

Thomas
Allô ? Bah, ça va, je suis sorti du call-back, ça s'est pas très…

Agent
Ah ça s'est pas bien passé du coup ! C'est pour ça que je viens de passer dix minutes au téléphone avec Catherine qui me dit que tu as refusé de jouer et d'écouter ses indications ? Je vais pas bosser avec des gens qui n'ont pas le professionnalisme de…

Thomas
(s'écroule dans la rue, fond en larmes, assis par terre)
Mais j'ai pas refusé de jouer, ça faisait vingt minutes qu'elle me donnait des indications, elle laissait même pas les réalisat…

Agent
Stop, je m'en fiche Thomas, et tu vas pas m'apprendre mon métier. Catherine c'est ma copine, et je la crois quand elle me dit que quelque chose ne va pas. EN DIX ANS ELLE

NE M'A JAMAIS APPELÉE POUR ME DIRE ÇA. Je sais qu'elle va t'appeler, je te conseille de lui répondre et de t'excuser de ton comportement. Et je suis pas sûre qu'on devrait continuer à travailler ensemble, je bosse pas avec des g…

Tout s'effondre dans sa tête, il comprend que s'il perd son agent, tout est fini pour de vrai. Il peine à parler à cause des larmes et de son souffle court.

Thomas

Quoi ?? Mais je te jure que…

Agent

Tu vois Thomas, tu pleures là, c'est bien qu'il y a quelque chose qui va pas. Bon, tu sais quoi, on parlera plus tard, je te conseille vivement de pas ignorer le coup de fil de Catherine si tu veux pas déjà commencer à te faire une sale réputation avec les directeurs de casting.

Thomas raccroche. Il est complètement sous le choc. Il rentre chez lui, sort dans son jardin, s'allonge sur les graviers. Il a le souffle court, la tête qui tourne, il ne comprend rien à ce qu'il lui arrive. Soudain son téléphone sonne encore.

Thomas

Allô ?

Catherine

Salut Thomas… Bon, alors j'ai dû appeler ton agent pour lui expliquer, parce que je m'inquiète de comment tu as réagi tout à l'heure… **Tu ne pourras jamais faire une carrière si tu te comportes comme ça, hein.** Je ne sais pas ce qui ne va pas mais il faut que tu changes ton comportement parce que ça va vraiment te desservir… **Je me suis aussi permis d'appeler ton père pour lui raconter** parce que tu comprends, je suis son amie, je dois le prévenir que son fils ne va visiblement pas bien. **Je te conseille de voir un psychologue**, Thomas, parce que ça ne va vraiment pas t'amener loin si tu restes comme ça.

Thomas

D'accord, merci beaucoup de prendre soin de moi, je suis désolé.

Voilà. Ce jour-là, j'ai tout perdu. J'ai perdu confiance en mon agent, j'ai perdu confiance en moi et j'ai perdu l'envie d'être acteur. Elle a impliqué mon père dans cette histoire, elle a mélangé le professionnel et le personnel sans me demander mon avis. Elle a tout poucave à mon agent, sans savoir la relation que j'avais avec elle, et l'immense impact négatif que son pauvre appel pour se faire mousser pouvait avoir. Juste après son coup de fil je me suis écroulé sur les graviers, je suis tombé dans les pommes. Elle avait réussi à m'atteindre physiquement. Alors ce jour-là, j'ai décidé que je ne grandirais professionnellement que dans le but de pouvoir la détruire. Parce que c'était tellement injuste et violent, je m'étais senti attaqué. J'avais tellement de haine en moi, mes pensées étaient tellement noires.

On revient sur **la colère.**
J'ai compris deux choses à propos de la colère envers quelqu'un. J'ai compris la première grâce à mon instinct de survie, la deuxième grâce à ma mère.
J'ai d'abord compris qu'il fallait être malin et ne pas laisser la haine transformer ma réflexion en bêtise. Il faut être organisé, calme, tranchant. Alors ce jour-là, j'ai décidé de me battre chaque jour pour devenir le plus puissant possible, jusqu'à être assez puissant pour la détruire. Je voulais que sa carrière s'arrête. Enfin, avec un CV aussi éclaté, on appelle même pas ça une carrière, mais tu m'as compris, je voulais que le monde soit au courant pour qu'elle ne puisse plus travailler.
Ce jour-là, ma mère (qui la déteste autant, voire plus que moi) m'a expliqué que cette motivation n'était pas saine. J'ai répondu : « M'en fous, c'est une motivation, y a que ça qui compte. »
Mais elle m'a dit que ça allait me faire du mal, que j'allais m'autodétruire avec elle, et que peu importe la raison, il fallait jamais faire de mal aux gens volontairement.
« Laisse le karma s'en occuper. »
C'était tellement dur. Je savais qu'elle avait raison, mon cœur et mon cerveau étaient d'accord avec elle… mais mon ventre brûlait. Alors j'ai gardé mon premier plan en tête.
La seule solution que je voyais pour me sentir en paix, c'était de déclencher la guerre. Alors j'ai réfléchi, trouvé des solutions pour y arriver, mais ma maman continuait à me dissuader de me venger. Sauf que c'est dur de faire confiance au karma, on sait jamais quand il frappe.

En revanche, je suis pas assez bête pour le provoquer. Alors j'ai fini par décider de ranger cette vengeance tout au fond de moi.

Aujourd'hui j'ai compris ma maman, et c'est en écrivant ce livre qu'il frappe. Il ne fallait pas que je fasse quoi que ce soit pour lui causer du tort volontairement, ça aurait forcément été négatif. En revanche, raconter mon histoire objectivement dans un livre qui vise à prévenir les jeunes des dérives possibles de cette industrie, c'est que du positif. **Merci maman.**

Alors toi, jeune comédien·ne en herbe qui as plein d'étoiles dans les yeux, si un jour tu croises une directrice de casting comme celle que j'ai croisée, fais attention à toi ! N'écoute aucune de ses indications, fais confiance à ton instinct et brosse-la dans le sens du poil. Ce qui compte, c'est l'avis du réalisateur, le sien on s'en fout, sois juste poli et fais ce que tu sais faire.

Je t'ai dit que ce jour-là j'avais décidé d'arrêter d'y croire. C'est pas vraiment le cas.
J'ai juste décidé que je ne laisserais plus personne décider de ma légitimité à faire ce métier. Les seuls qui ont le droit de m'apporter cette légitimité, c'est vous. C'est toi. Parce que c'est pour toi que je fais tout ça, c'est pour toi que je me tue depuis douze ans pour me faire un trou dans cette jungle. Pas pour des producteurs qui, parce qu'ils ont trente ans de métier, pensent avoir la science infuse, et qui ne voient que des chiffres. Encore moins pour les directrices de casting qui soulagent leur ego et leur frustration professionnelle dans l'humiliation des jeunes acteurs qui arrivent dans leur bureau.
Alors je vais le faire tout seul. Avec les gens de ma génération, ceux qui comprennent qu'on n'a pas besoin d'eux, ceux qui en ont marre de dépendre d'une industrie figée dans le temps et qui va mourir si on laisse le pouvoir à ceux qui pensent pouvoir s'attribuer l'art.

j'ai pas trouvé
ma hauteur,
j'ai pas touché
le toit

mais j'dois
emmurer
mes pensées

j'avais rien j'avais plus d'heure,

plus rien j'avais plus peur,

avoir peur c'est l'essentiel

On va pas casser les codes, on va pas révolutionner l'industrie ; on va juste être bienveillants et se tirer vers le haut.
Ce *mindset*, j'essaie tous les jours de me battre en son nom, mais depuis cet événement je suis plus capable de me battre, enfin je ne l'étais plus.
Je suis revenu dans ce cercle vicieux, jeux vidéo, cannabis, alcool ; mais cette fois-ci, plus d'attente. J'avais plus rien à attendre. Y avait que du vide, et le sens de la vie qui s'était envolé. Je veillais tard sans but, sans intérêt, juste pour me détruire le plus possible avant de m'endormir. C'est devenu critique, j'ai pris du poids, je tombais beaucoup malade, j'avais les poumons encrassés de cendres et de tristesse, je me laissais doucement mais sûrement périr, persuadé que c'était la seule issue qui m'attendait.

Mais un jour, en parlant avec ma maman de mon état, j'ai vu une larme dans son œil, et beaucoup de peur. J'ai tellement culpabilisé, j'avais tellement honte. Parce que ça dépendait plus que de moi, je faisais du mal à la personne que j'aimais le plus sur cette planète.
Ce soir-là on a parlé d'antidépresseurs. Et ça m'a braqué. J'ai répondu que j'étais pas fou, que j'avais pas besoin d'être mis sous morphine, j'avais juste besoin d'être en tournage. Mais j'ai confiance en ma maman, alors je l'ai écoutée, je suis allé voir un médecin et j'ai commencé un traitement.

LE SAUVETAGE

OMBRE, PROZAC, BILLIE EILISH

OMBRE

Je te parlais plus tôt de l'importance qu'avait eue Shadow dans ma vie et dans mon évolution.
Aussi fou que ça paraisse, je suis persuadé qu'il est revenu pour m'aider.
En août 2020, en pleine pandémie, j'apprends que les abandons d'animaux ont drastiquement augmenté, alors je commence à penser à prendre un petit pote avec moi, pour avoir quelqu'un à qui donner tout l'amour que je garde en moi depuis quelques années. Je galère à trouver, en plein Covid c'est assez compliqué, alors j'abandonne l'idée.
Un jour, je suis tombé sur la story Instagram d'une pote qui venait de trouver cinq chatons d'à peine deux semaines derrière une poubelle en plein Paris. J'ai même pas réfléchi, je lui ai tout de suite dit que j'allais en prendre un.

Il était tellement petit qu'il n'avait presque pas connu sa mère. Il n'avait pas été sevré, n'avait aucune capacité sociale, c'est comme s'il était né dans mes bras.
Je me suis levé toutes les deux heures chaque nuit pendant un mois pour lui donner le biberon, j'ai stimulé son petit zguègue pour lui apprendre à faire pipi, c'est devenu mon fils.
J'avais enfin quelque chose qui comptait à nouveau dans ma vie.

Il remue la queue quand il est content, il ne miaule pas, il ne joue qu'avec les jouets pour chien, a son quart d'heure de folie tous les soirs, bref, c'est un chien dans le corps d'un chat. Alors j'ai décidé que c'était Shadow qui revenait me sauver. Donc je l'ai appelé Ombre[1].
Je me sentais à nouveau aimé par quelqu'un qui ne pouvait pas me décevoir, et ça m'a rassuré.
D'un coup, je n'étais plus tout seul, j'avais une raison de me lever, une raison de prendre soin de moi. Ça m'a permis de tenir, ç'a été la première pierre apportée à l'édifice.

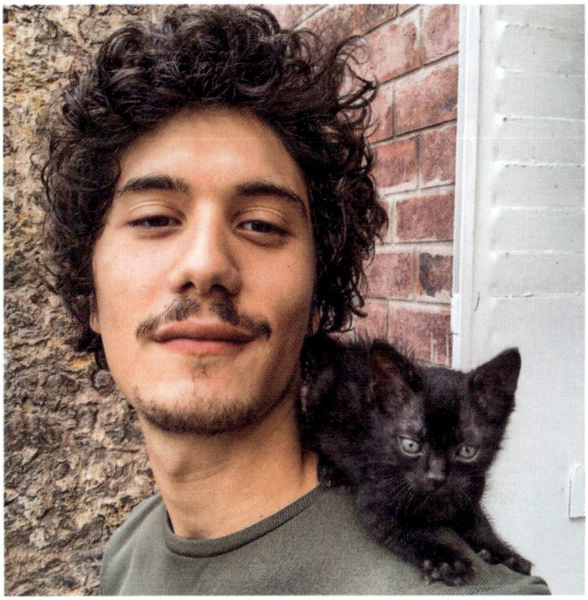

1 « Ombre » se dit *shadow* en anglais.

PROZAC

Pas b'soin d'prozac pour mes lecteurs,
pas b'soin d'fraude comme élection,
pas b'soin d'volt comme Élector,
j'vais gagner pas b'soin d'la réflexion

– Flemme

La deuxième pierre, ç'a été les antidépresseurs.
Je veux mettre quelque chose au clair tout de suite. Il faut différencier les antidépresseurs des anxiolytiques.
Un anxiolytique (comme le Xanax), c'est quelque chose qu'on prend quand on est confronté à une situation d'angoisse trop dure à supporter. C'est un cachet avec un effet assez fort, qui te rend amorphe, te calme et est censé t'apaiser sur le moment, dans une situation précise.
Un antidépresseur (comme le Prozac), c'est un traitement qu'on prend sur un plus ou moins long terme (entre six mois et deux ans il me semble). C'est un cachet à prendre une fois par jour, et ça ne fait absolument aucun effet direct. Tout se passe dans ton inconscient.

J'ai longtemps pensé égoïstement que j'avais besoin de rien ni personne pour m'en sortir, juste besoin de mon cerveau. Mais y a des batailles que ton cerveau peut pas gagner tout seul, aussi fort qu'il soit ; et c'est pas grave. C'est même beau de réussir à accepter que t'es pas si fort que ça.
J'ai accepté que j'avais le droit d'aller mal, que j'avais le droit de souffrir et de galérer à me faire une place dans le monde. Mais que j'avais pas pour autant le droit d'abandonner.
Les antidépresseurs ça fait peur, et c'est vrai que c'est pas tout rose non plus.
Il y a des effets secondaires, j'ai eu des sueurs nocturnes, je faisais des cauchemars, j'avais les mains moites, mais je respirais enfin. C'est un régulateur d'humeur, ça te permet de pas partir dans les extrêmes. J'arrivais à me lever le matin sans avoir envie de me défoncer pour oublier tout ce qui n'allait pas, ça me permettait de relativiser, de prendre du recul. Ça m'a permis d'oser penser que ça pouvait s'améliorer, ça m'a mis la petite tape dans le dos dont j'avais besoin pour essayer

de remonter la pente. Je ne pense pas que je m'en serais sorti tout seul, j'avais enfermé ma tête dans un schéma de pensée duquel je n'étais pas décidé à sortir. Alors j'ai essayé ce traitement et j'ai commencé à sentir que ça allait mieux au bout de quinze jours. C'était magique. D'un coup, mon cerveau tournait à nouveau à l'endroit.
Quand on arrête ce traitement, c'est très important de le faire très progressivement, parce que si t'arrêtes d'un coup, c'est là que tu risques de réaliser l'effet que ça a sur toi, et que tu risques de développer une dépendance. Il faut en prendre tous les jours, puis tous les deux jours, puis tous les trois, quatre, cinq, six puis un par semaine, jusqu'à arrêter.
Mais je ne savais pas vraiment quand arrêter, chaque fois que, ça y est, je commençais à aller mieux, j'avais du coup un peu peur d'arrêter, et surtout je ne savais pas quand est-ce que c'était intelligent d'arrêter, mais on reparlera de ce moment-là plus tard.

BILLIE EILISH

Tu dois te demander pourquoi on va parler d'une chanteuse et quel rapport elle a avec toute cette période de guérison. J'ai tellement hâte de te raconter ça. J'ai souvent trouvé tout ce qui tournait autour de la starification d'un artiste assez étrange. Je n'arrivais pas à comprendre comment on pouvait dédier sa vie au fait d'être fan de quelqu'un, comment les Beliebers pouvaient pleurer en voyant une vidéo de Justin Bieber à la télé, comment les filles s'évanouissaient devant Michael Jackson ou Freddy Mercury.
J'ai toujours été fan de plein d'artistes, mais ça ne dépassait pas une simple admiration artistique.
Aujourd'hui, je comprends.

J'ai découvert Billie Eilish au tout début de sa carrière. J'ai flashé sur sa voix et son univers, et j'avais hâte d'entendre son premier album. Quand il est sorti, je me suis pris la claque de ma vie. Les paroles, la voix, l'énergie, tout me transportait. **Sa voix résonnait d'une manière si fluide dans ma tête que j'avais presque l'impression d'être anesthésié.**
Les paroles de ses chansons étaient si noires, si sombres, si violentes, je n'arrivais pas à croire comment une fille de 15 ans pouvait avoir une vision à ce

point sombre et rationnellement si pessimiste du monde, pourtant c'était le cas. J'avais peur pour elle, j'avais peur qu'elle ne tienne pas assez à la vie pour avoir le courage de lui tenir tête. Mais je ne comprenais surtout pas comment elle pouvait ne pas être « sauvée » par ce qu'elle vivait professionnellement. Je pensais naïvement qu'avoir gagné sept Grammy Awards pour son premier album allait arranger les choses.
Je pensais ça parce que je réfléchissais avec mon prisme, celui d'un acteur qui galère et ne rêve que de faire carrière. Mais j'avais à présent la preuve que le bonheur ne résidait pas dans cette réussite professionnelle que je trouvais si importante jusque-là.
Pendant deux ans, j'ai écouté son album en boucle, m'apaisant de plus en plus, c'était devenu mon anxiolytique. Quand ma tête ne se sentait pas en sécurité, je n'avais qu'à mettre « Xanny » ou « I Love You » pour aller mieux.
J'ai très peur de l'avion depuis quelques années. Une peur irrationnelle qui hante ma tête et m'empêche de voyager. Mais chaque fois que je décolle, la seule chose qui me permet de calmer mon BPM, c'est sa voix. Est-ce que c'est de la magie ? Est-ce que c'est placebo ? J'en sais rien, mais moi elle me réconforte énormément.

Un jour d'avril 2021, quand j'étais au plus bas, je reçois une notification.
« Billie Eilish annonce son nouvel album pour le 30 juillet 2021, *Happier Than Ever.* »
Happier Than Ever... Plus heureuse que jamais...
Elle qui avait passé des années enfouie dans une dépression, qui était si négative, persuadée de ne jamais être en paix avec elle-même et... elle aurait réussi ? Elle aurait réussi à être heureuse ?
« Alors il n'y a aucune raison que je n'y arrive pas aussi. »
Et boum, ça, c'est le déclencheur.
J'ai commencé à prendre du Prozac à partir de ce moment-là. J'ai accepté d'aller mal, parce que je savais déjà que j'étais pas tout seul. Plus d'un million de gens ressentaient ça aussi, et même la gamine la plus talentueuse de la Terre, alors j'avais le droit.
Pendant quelques mois, j'ai stagné, j'ai arrêté de descendre, mais je ne remontais pas la pente non plus. Le traitement me permettait de réfléchir sur le plus long terme, d'avoir un peu d'envie, d'ambition, mais je n'avais pas retrouvé ce feu qui avait disparu pendant ma dépression. Alors j'ai stagné jusqu'au 30 juillet. Je me souviendrai de cette soirée toute ma vie.

Happier Than Ever

00 h 00 : son album sort.
Je l'écoute dans l'ordre, je me sens entouré par un nuage de douceur, tellement soulagé de retrouver sa voix. Jusqu'à l'avant-dernière chanson, celle qui allait tout changer.
« Happier Than Ever ».
Dans cette chanson, elle parle de son ex.
Elle crie qu'elle n'a plus besoin de lui. Que tout ce qu'il lui a pris, il peut le garder, mais que maintenant il faut qu'il parte, parce qu'elle s'est relevée, et maintenant elle est déterminée à ne plus jamais le laisser gâcher sa vie.
Moi, quand j'ai entendu ça, j'ai parlé à ma dépression. Son ex, c'est ma dépression. Maintenant c'est fini, j'ai plus besoin de toi.

La batterie était le bois, la guitare l'allume-feu, et la voix de Billie l'étincelle. Le feu s'est rallumé. J'ai senti une force, une rage, une flamme si puissante à l'intérieur de mon ventre. Un moteur nucléaire même.
Et j'ai décidé que j'allais y arriver.

Je ne saurais vous expliquer mieux que ça, ça a été instantané, j'ai décidé que j'allais me battre.
Je rêvais de l'entendre chanter en vrai. Elle était venue faire un concert à la Cigale à Paris en 2016, mais plus rien ensuite. Ça faisait cinq ans quand soudain, le 27 mai pour être exact, je reçois une nouvelle notification : « Billie Eilish annonce son Bercy le 22 juin 2022 à Paris. »
À ce moment, j'ai su que c'était ce jour-là que ça se terminerait.
J'avais conscience de l'impact presque surnaturel que cette chanson avait sur moi, alors je savais. Je savais qu'en l'entendant chanter ça, en face de moi, tout se résoudrait.
... Sauf que c'était dans plus d'un an.
Alors j'ai fait comme elle à l'époque, j'ai survécu. J'ai essayé de faire du sport, d'arrêter de fumer, d'arrêter de boire, de mieux manger, de sortir, d'écrire, bref, j'avais envie d'avancer, mais dans le fond, j'y croyais pas.
Jusqu'au 30 novembre 2021.

Ça faisait trois ans que, une fois par an, Billie faisait une interview pour *Vanity Fair*. La particularité, c'est qu'ils lui posent les mêmes questions chaque année, comme pour faire une rétrospective de son évolution. Ce jour-là est sortie la quatrième.

Et elle a tout expliqué. Pourquoi ça n'allait pas, comment elle a réussi à aller mieux, mais surtout voir à quel point elle refusait de croire à quel point elle était pessimiste et triste. Elle trouvait ça fou d'avoir un jour cru qu'il n'y avait plus d'espoir.
Voir la distance qu'elle a réussi à mettre entre son passé et son présent m'a tellement rassuré que ça m'a boosté pour l'année entière qui arrivait. Entre le 30 novembre et le 22 juin 2022, il ne s'est pourtant pas passé grand-chose. Mais j'ai continué à me battre. Parfois c'était très compliqué, parfois moins, parfois j'arrivais à croire que ça allait vraiment mieux, en tout cas pendant quelques instants... J'ai cru tomber amoureux, j'ai commencé à gagner ma vie avec l'influence, je suis entré dans une agence, donc je rencontre du monde... J'avance, doucement.

Et surtout, je t'ai rencontré toi. Enfin peut-être pas toi directement, mais je vous ai rencontrés, vous, à des événements, à des concerts, dans la rue. Vous existiez, et ça m'a aidé à m'obliger à tenir bon.

22 juin 2022 : le concert

J'ai pas grand-chose à vous raconter, j'ai fait un black-out d'émotion. J'ai oublié les trois quarts du concert et mon cerveau a l'impression que c'était un mirage et que ça n'est jamais arrivé.
J'ai juste cette vidéo-là, qui vous montre que j'étais pas dans un état terrible ce soir-là.
C'est là que j'ai compris que j'étais fan. J'ai compris ce que ça voulait dire.

« Happier Than Ever » clôturait le show, je me rappelle avoir escaladé une barrière en verre pour passer des loges au carré or, au plus près d'elle. Et là, tout s'est figé. Pendant trois minutes trente, j'ai tout ressenti, toute la douleur, le bonheur, l'enjeu de ma vie, tout s'est mélangé... et ça a disparu. Le bruit de 20 000 personnes qui hurlent en même temps les paroles de ce qui allait me sauver, cette salle, cette atmosphère...
J'avais prévu d'arrêter mes antidépresseurs le 22 juin. Tout faisait sens, alors j'avais décidé d'aligner toutes les étoiles. Depuis ce jour-là, c'est fini. J'ai officiellement battu ma dépression.

J'avais réussi à vaincre tout ce cercle vicieux, j'avais réussi à remonter la pente, vraiment cette fois-ci.
Pourtant, il manquait encore quelque chose. Je sentais au fond de moi que le feu était là, mais maintenant il fallait l'utiliser. C'était le moment de se relever.

J'ai un rêve depuis que je suis tout petit.
C'est de faire de la musique.
Je n'ai jamais autant jalousé un acteur, un réalisateur ou un influenceur que je jalouse chaque artiste que je vois sur scène. **L'harmonie avec les gens, cette bulle de protection créée entre eux, cette communion, j'ai l'impression que c'est la chose la plus merveilleuse du monde.**
À 14-15 ans, j'ai commencé à écrire des textes. J'ai essayé de faire du rap, enfin quelque chose qui ressemblait à du rap, mais j'avais tellement honte du résultat qu'évidemment j'ai jamais rien sorti, j'avais trop peur que les gens se moquent et que ça fasse du mal à ma carrière d'acteur naissante. À 16 ans, avec mes potes de l'époque, on s'est chauffés à faire de la musique. C'était « pour la blague » et on se rassurait tous en disant qu'on « trollait », pour éviter d'être jugés au premier degré. Moi aussi je disais que c'était pour la blague, mais au fond de moi j'espérais que ça soit pas trop mauvais, assez bon même pour que mes potes me motivent à sortir ça publiquement.
Je rêvais secrètement de faire écouter une maquette et d'entendre des : « Eh mais il est chaud en fait l'enfoiré ! » Autant vous dire tout de suite que c'est jamais arrivé. Alors j'ai rangé ce rêve tout au fond de ma tête, et ça m'arrangeait – j'avais pas le courage pour, de toute façon.

Si je peux te donner un conseil, c'est de te créer des *milestones*.
Des petites pierres que tu décides de poser sur ton chemin, des petits objectifs, des coïncidences, des histoires. Tu crées ta propre histoire, c'est toi qui décides des règles, il faut juste que tu réussisses à la réaliser.
Le 23 juin 2022, je me suis dit qu'il était hors de question que je laisse l'Univers me bousculer comme il le faisait, que maintenant j'allais prendre les choses en main, parce que je refuse de passer ma vie à regretter de n'avoir jamais essayé.
Ce jour-là, j'ai décidé de m'autoriser tous les rêves que j'avais en tête.
Alors j'ai décidé qu'un jour je partirais dans l'espace pour voir la Terre d'en haut. La quête allait être dure et longue, mais j'étais bien décidé à me battre jusqu'au bout.
Néanmoins, c'était vraiment un objectif trop lointain, il me fallait quelque chose de plus « réalisable ».

En juillet, aux Solidays, j'ai été invité à monter sur scène par Skip The Use, devant 15 000 personnes.

Et ce jour-là, grâce à Live Nation, j'ai compris. J'étais devant 15 000 personnes qui ne me connaissaient pas, je ne savais pas ce que je faisais sur la scène, mais j'ai ressenti une sensation que je n'avais jamais connue avant. Je ne sais pas comment te dire, j'ai compris que j'étais fait pour ça. Tu me diras, j'ai aussi cru que j'étais fait pour le cinéma. Eh ben je suis fait pour les deux, et c'est comme ça, c'est moi qui décide.

REBORN

Ça veut dire « renaître », et c'est le nom de mon premier clip, en tant que producteur, réalisateur, scénariste, acteur principal, monteur image/son et interprète.
Pendant des années j'ai dit que j'allais « faire mes trucs et plus attendre les gens du cinéma », mais comme tu le sais, j'étais dans l'attente et dans l'inaction. Pas cette fois-ci. J'ai décidé que ça allait se passer autrement.
J'ai rassemblé plus de 400 figurants, on avait une équipe de 40 personnes, on tournait dans la deuxième plus grande salle de cinéma de Paris, tout ça avec du matériel professionnel.
C'était pour annoncer cette renaissance, alors j'avais pas droit à l'erreur.
J'ai écrit le son en dix jours, je l'ai enregistré la semaine d'après, j'ai écrit le scénario en une semaine, et deux mois plus tard j'étais en tournage.

Comme quoi, rien n'est compliqué, quand t'as décidé que t'allais le faire.
Je peux même pas te dire le nombre de galères et de désillusions que j'ai subies avec ce projet. Pour te dire, j'ai failli annuler le tournage une semaine avant pour des raisons administratives de société de production, et failli réannuler la veille du tournage. Alors qu'on allait chercher le camion qui transporterait tout le matériel caméra et lumière, l'agence nous a appris que le véhicule n'avait jamais été disponible à la réservation. Mais on a trouvé une solution, on a appelé tous les loueurs d'Île-de-France pour en trouver un le jour même, on a fini au bout du monde pour trouver un camion trop petit, mais on y est arrivés. Parce que quand t'as décidé que t'allais réussir, si t'y crois assez fort, y a peu de chances que ça marche pas.

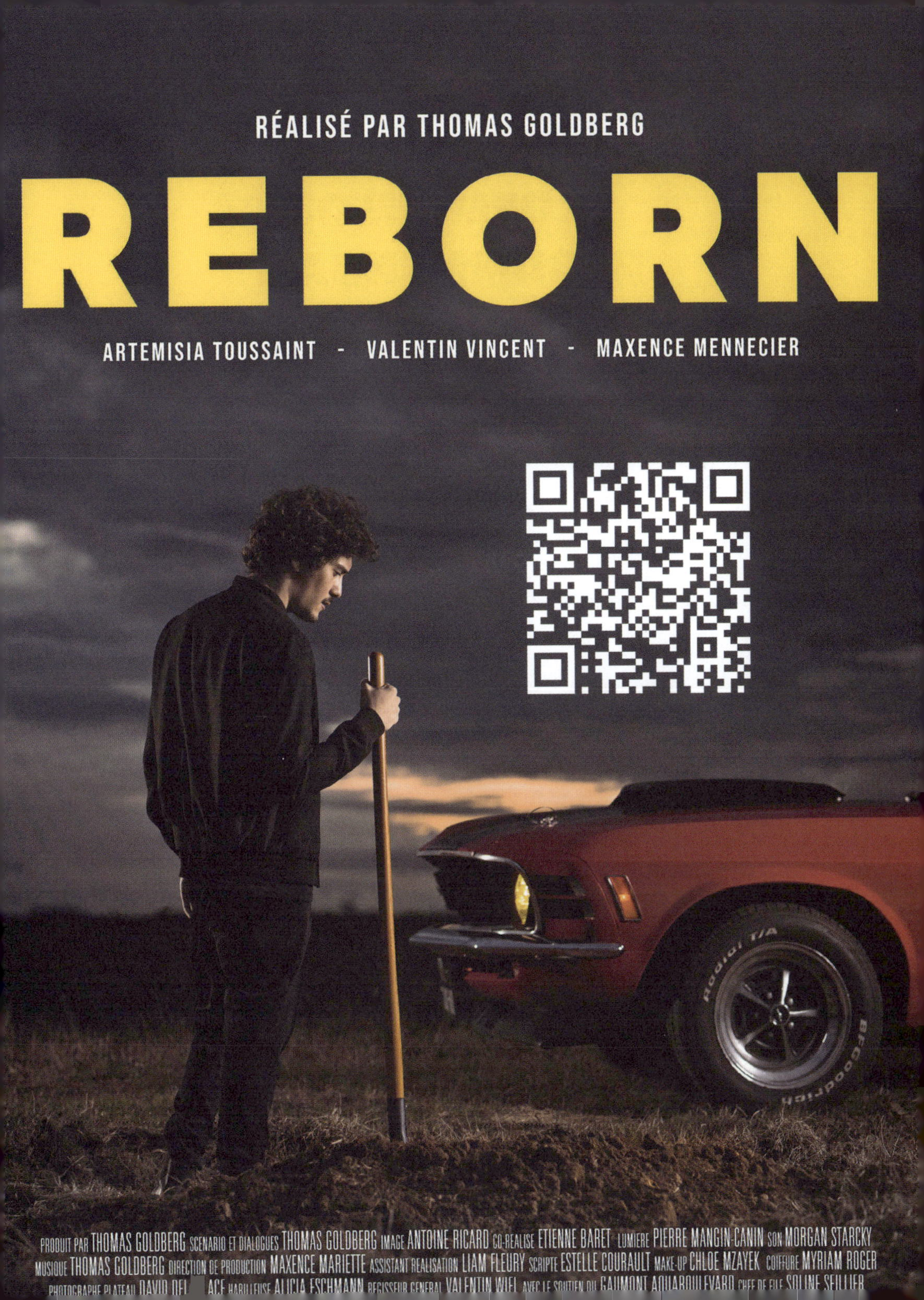
RÉALISÉ PAR THOMAS GOLDBERG
REBORN
ARTEMISIA TOUSSAINT - VALENTIN VINCENT - MAXENCE MENNECIER
PRODUIT PAR THOMAS GOLDBERG SCENARIO ET DIALOGUES THOMAS GOLDBERG IMAGE ANTOINE RICARD CO-REALISE ETIENNE BARET LUMIERE PIERRE MANGIN-CANIN SON MORGAN STARCKY
MUSIQUE THOMAS GOLDBERG DIRECTION DE PRODUCTION MAXENCE MARIETTE ASSISTANT REALISATION LIAM FLEURY SCRIPTE ESTELLE COURAULT MAKE-UP CHLOE MZAYEK COIFFURE MYRIAM ROGER
PHOTOGRAPHE PLATEAU DAVID DEL ACE HABILLEUSE ALICIA ESCHMANN REGISSEUR GENERAL VALENTIN WIEL AVEC LE SOUTIEN DU GAUMONT AQUABOULEVARD CHEF DE FILE SOLINE SEILLIER

SI DEMAIN ON RECOMMENÇAIT

Je voulais appeler ce chapitre « refaire sa vie à 25 ans ».
Puis je me suis rendu compte qu'**il y a pas d'âge pour refaire sa vie. Il n'y a pas d'âge pour dire merde, pour décider de reprendre à zéro.**
C'est plutôt très positif, ça veut dire que tu prends conscience que le schéma dans lequel tu te trouves ne te correspond pas, peu importe de quoi on parle. D'amour, de l'endroit où tu vis, de ton métier, peu importe, t'as toujours le droit de t'écouter. Parce qu'encore une fois, c'est toi et ta vie qui comptez. C'est trop important que tu ne souffres pas en silence, que tu ne te laisses pas perdre du temps.
J'ai passé douze ans à pas oser. Douze ans à organiser ma vie autour du cinéma et, du jour au lendemain, j'ai tout abandonné pour repartir de zéro dans un autre milieu.
J'ai passé douze ans à m'améliorer dans un domaine pour finalement l'abandonner et me mettre à fond dans un domaine dans lequel je n'ai AUCUNE expérience, habitude ou capacité.
Mais pendant onze ans je vibrais pas, et là je vibre tellement fort.
Parce que je suis **passionné.**
Je pourrais être terrorisé à l'idée de me lancer dans un milieu aussi compliqué aussi tard, mais j'ai pas peur parce que je suis **passionné.**
L'inconnu, ça fait trop peur. C'est comme ça. C'est le cas depuis le début de l'humanité, on a tous peur de ce qu'on ne connaît pas. On a peur de notre futur, parce qu'on ne sait rien sur lui. Mais j'ai pas peur parce que je suis **passionné.**

Ce que j'essaie de te dire, c'est que si t'es passionné·e, qu'il y a un truc pour quoi t'es prêt·e à tout plaquer, t'as toutes les raisons de le faire. La passion et le bonheur de te lever tous les matins pour faire cette activité est la chose la plus précieuse qui puisse exister et elle est capable de te faire oublier tous les traumatismes, toutes les peurs et surtout toutes les défaites.
Le jour où tu finis par gagner, tu comprends pourquoi c'était important de perdre.

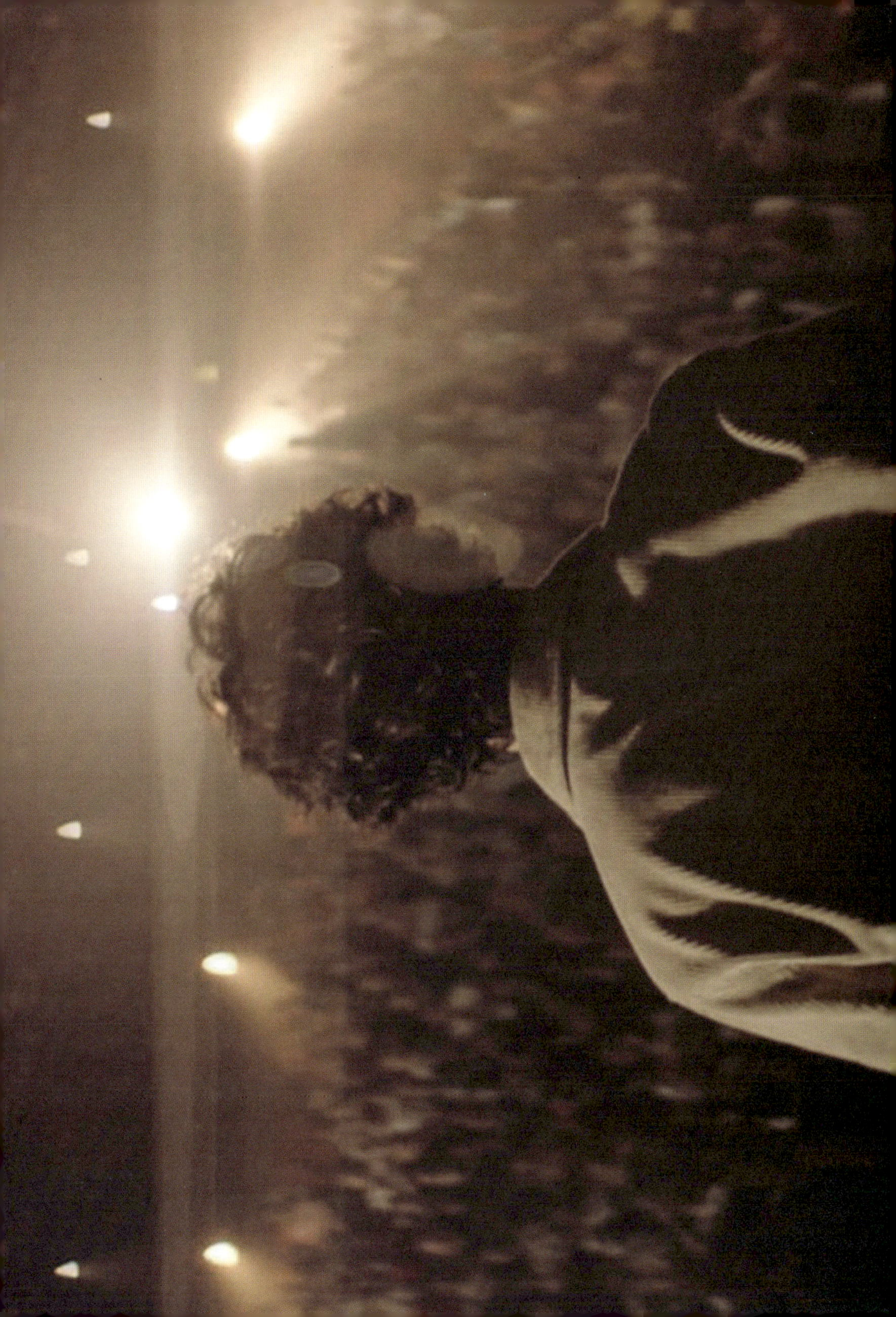

un jour
on s'fait du mal,

y a trop d'choses
à réparer,

maintenant
j'me fais du bien

**j'me prends
par la main,**

**et j'apprivoise
mes pensées,**

**être sobre
ça me fait du bien**

L'AVENIR

J'ai commencé ce livre en parlant de mon passé, je l'écris au présent... alors je suis obligé de finir en parlant de mon futur.
Avant, l'avenir me terrorisait. Rien que de penser au fait que je n'allais peut-être pas vivre tous les rêves que j'avais dans la tête, ça me rendait fou, l'impuissance de ne pas pouvoir maîtriser mon histoire me poussait à prendre de mauvaises décisions et paralysait ma capacité à devenir quelqu'un de meilleur.
J'avais envie de tout contrôler, mais j'ai compris que c'est pas comme ça que ça fonctionne.

Aujourd'hui, je n'ai plus peur. J'ai les mêmes étoiles dans les yeux en pensant à mon futur, mais cette fois-ci je sais le coût que ça a.
Rêver, c'est pas gratuit.
J'ai plus peur parce que j'ai vu ce que ça faisait d'être déçu, de plus y croire, d'avoir mal. Alors la seule question à se poser, c'est :
« Est-ce que toutes les épreuves à traverser pour arriver où je veux en valent la peine ? »
Oui. Tellement fort.
J'ai pas l'impression d'avoir avancé en douze ans. Si l'arrivée c'est un Oscar, remplir Bercy et aller sur la Lune, très objectivement j'ai pas beaucoup avancé par rapport au temps passé.
Sauf qu'en fait j'ai tout débloqué.
J'ai passé des années à être coincé, ma tête n'avait pas les connaissances et la compréhension pour s'adapter, j'ai eu l'impression de travailler pendant douze ans mais en fait non, c'était pas ça, travailler. Les trois ans que j'ai passés en dépression m'ont fait comprendre que rien ne venait tout seul et que le seul responsable du fait que ça n'avance pas, c'était moi. Je pense que je l'ai toujours su, mais je me voilais la face.

À part ça rien n'a changé, et même si mon nombre d'abonnés sur Instagram n'est plus tout à fait le même, je n'ai aucune certitude sur le fait que ça va marcher.
Mais j'y crois encore plus fort qu'avant.
J'ai envie que tu croies à ce que t'as au fond du ventre. J'ai tellement envie que tu ne te laisses pas le temps de perdre un bout de ta vie parce que t'auras refusé la vérité.

Il faut que tu croies en ton avenir, personne ne le fera pour toi. Il faut que tu croies en ta capacité de devenir la meilleure version de toi-même. Y a aucune comparaison à faire avec les autres, on est tous différent. T'as le droit d'avoir honte, t'as le droit d'être triste, t'as le droit de tomber, t'as le droit de pleurer, t'as le droit de vivre pour toi, t'as le droit d'être égoïste, t'as le droit d'être énervé, t'as le droit d'avoir mal, t'as le droit d'avoir peur, t'as le droit d'être lâche parfois, t'as le droit d'être con parfois, t'as le droit d'être humain.
Personne vaut mieux que toi, personne vaut moins. Enfin si, les gens méchants ils valent moins, mais t'as pas à te soucier d'eux, ils s'autosaboteront tout seuls bien assez tôt.

J'aimerais finir ce livre en te disant que ça y est, j'y suis enfin arrivé. Que je remplis des salles, de cinéma et de concert, que je me sens enfin libre de faire tout ce qui me fait rêver et qu'on a gagné la guerre. J'aimerais te dire que j'écris ces lignes le lendemain de mon premier Olympia, pour te donner une réelle preuve factuelle que j'ai réussi, parce que j'y ai cru assez fort.
Mais c'est pas le cas, et ça serait pas la vérité.
J'ai pas gagné la guerre.
J'ai gagné une bataille, et c'était une grosse victoire, mais c'est que le début des hostilités. Je suis pas heureux, parce qu'être heureux, c'est une quête éternelle. Parce que mon boulot c'est de me lever tous les matins en essayant de faire au mieux. D'essayer de ne pas gâcher une seule des journées qui composent cette merveilleuse aventure qu'est ma vie.
Je suis en chemin pour devenir celui que j'ai toujours rêvé d'être, et j'ai dû me perdre pour le trouver. C'est ça, la leçon que je veux que tu retiennes de ce livre. **Il faut tomber pour se relever, il faut pleurer pour apprécier les rires, il faut avoir mal pour apprécier le calme.**
Il faut refuser pour pouvoir accepter.
La vérité, c'est que ça fait dix ans que je vis pour essayer de faire honneur au moi de 14 ans.
Parce qu'à 14 ans je me suis fait plein de promesses, j'avais un plan, comme tu le sais ; et aujourd'hui j'ai peur de pas réussir à les tenir. Parce que depuis mes 14 ans je me relève, mais qu'aujourd'hui j'ai décidé d'arrêter de tomber.

LETTRE AU MOI DE 14 ANS (VERSION 2021)

Janvier 2021

Salut bonhomme,

Je sais – je te connais –, tu dois déjà être tétanisé à l'idée de lire cette lettre, mais t'inquiète, si je suis là c'est pour t'aider, pour te faire gagner du temps. On est en 2021, et le monde peine jour après jour à se tenir debout.
Shadow est mort, il y a quelques années déjà. Je sais, ça fait mal, et crois-moi cette douleur, malheureusement, ne disparaîtra jamais. Mais vu qu'au moment où tu lis cette lettre, il doit être à côté de toi comme toujours, dis-lui que je l'aime. Plus que tout, et qu'il me manque.
T'es fan de Nekfeu. Oui oui, le mec d'1995 que t'a fait écouter Emilio y a pas longtemps. Fais-moi confiance, gagne du temps, saigne toute sa discographie, un jour tu connaîtras tout par cœur. Dès que t'entendras le nom de « Billie Eilish », fonce écouter ce qu'elle fait, c'est la plus grande artiste musicale du monde, tu verras.

Ah oui, arrête de procrastiner aussi. Vraiment, c'est trop con. Si tu savais le nombre d'opportunités qu'on a ratées à cause de ça…

Tes grands-parents sont décédés cette année, les deux. Ouais, c'est plutôt une année de merde, tu peux le dire. Prends soin de tes parents, parce que même si parfois c'est compliqué, t'es tout ce qui compte à leurs yeux. Et y a pas de bons parents, que des adultes qui font de leur mieux. T'es pas simple aussi tu sais… Et encore, au moment où tu lis ça, t'es loin d'avoir vu pourquoi.
Ah oui, d'ailleurs, y a une énorme pandémie mondiale qui est en train de zigouiller toutes les personnes âgées de la planète, j'te jure, on dirait presque un mauvais film d'anticipation. Mais ça va aller mieux, c'est promis.

Qui sait, peut-être que je vais recevoir une lettre de nous à 35 ans me disant qu'on est devenu le roi du monde…
Mais là, pour tout te dire, je galère. Oui, je parle encore de ton métier.
Eh ouais Tom, t'es acteur, ça y est. Alors, c'est loin d'être facile tous les jours, et tu vas te prendre un nombre de claques dans la gueule monumental, alors

si je peux t'aider à anticiper... En tout cas, continue de t'accrocher. On va t'en faire baver, mais je te jure que ça sera pas pour rien. Dans tous ces moments où tu remets tout en cause, où tu penses que cette montagne est bien trop haute à gravir pour toi, n'abandonne jamais. T'es quelqu'un de bien, d'intelligent, (de plutôt beau gosse) alors ça va marcher. C'est l'destin mon pote.

Eh, Tom, en revanche, fais attention au cannabis. À la beuh, au ter, ou peu importe comment t'appelles ça. Ça va te faire du mal. Beaucoup de mal. T'as l'impression que ça va t'aider, que ça t'aidera à t'en sortir dans des moments où tu te sens coincé ; mais la vérité c'est que ça va te faire te renfermer sur toi-même. On a perdu confiance en nous, avec le temps, à cause de ces trois-quatre dernières années, pour te dire, t'en deviens même timide d'embrasser une fille. Ça paraît fou, hein ? Ouais, mais grâce à ça on est devenu humble. Parce qu'on apprend toujours du négatif.

Putain, comment j'ai oublié ça : t'as deux petits frères. Je te jure, ça paraît fou aujourd'hui, mais ton père va être papa de deux merveilleux enfants, MERVEILLEUX, tu vas les aimer comme jamais t'as aimé quelqu'un ; je sais, ça aussi ça paraît fou. D'ailleurs, continue à dire à ton père que tu l'aimes, à le prendre dans tes bras, à rire avec lui, à jouer à FIFA. Tu vas voir, il commence à avoir des réactions de « vieux con » selon toi, mais c'est normal, il a peur pour toi et pour ton avenir, et il veut que ton bien. Mais tu vas lui manquer. Prends soin d'eux, je t'en prie.

Tu vas devenir très nerveux aussi, parfois tellement triste et frustré que t'en deviendras méchant, bête... Fais attention à ta mère. Je sais qu'aujourd'hui, pour toi, elle est invincible, mais c'est pas pour autant que tu dois faire passer ton ego avant ; PEU IMPORTE LA SITUATION. Parce que sans elle, t'es rien, rien du tout, je te jure.

T'as eu ton bac L – sans mention, faut pas déconner. Apprends l'anglais, c'est la seule chose que tu aimeras en cours, alors donne tout, ça te servira un jour, tu verras ;-) Mais tu vois, on avait raison de rien foutre pendant toutes ces années, on le savait mais voilà, maintenant t'en es sûr, tu vas l'avoir ce bac. Bon, je te connais, c'est déjà trop long pour toi et ça doit te faire bader de lire tout ça. Je te laisse, tu vas sûrement aller jouer au foot avec la team ; ou aller vous poser aux escas. Prends soin d'eux aussi, parce que t'auras plus la chance de les voir toujours autant, alors fais attention aux gens que t'aime.

En amour, putain, quelle merde. Tu vas souffrir bonhomme, tu vas tellement avoir mal que t'auras l'impression que tout est fini, que tu t'en sortiras pas. Mais crois-moi, tu vas grandir et ça ira. Ah oui, si jamais tu croises une Julia à un cours de théâtre de ton cousin, lui parle pas. Ouais, je sais, ses yeux noirs te feront tout oublier autour, mais elle va te faire mal. Fais attention à toi ; même si je me fais pas tant de souci, je sais que tu vas bien grandir. Tu vas devenir un mec super. N'aie pas peur de vivre. Je t'aime Tom.

LETTRE AU MOI DE 14 ANS (VERSION 2023)

Salut mon pote,

Aujourd'hui on est en 2023 et tu écris un livre sur ton histoire pour une des plus grandes maisons d'édition du pays. Ahahahah je te JURE que c'est vrai.

Tu veux savoir autre chose ? T'es sur une application qui s'appelle TikTok, tu vas voir, ça va arriver. C'est comme Facebook mais en vertical. Bref, tu verras. Je sais que tu sais déjà à quel point ça va être important d'être suivi, je sais que tu publies des messages sur ta page fan sur Facebook déjà. T'as combien de fans, 1 000 ? 2 000 ?

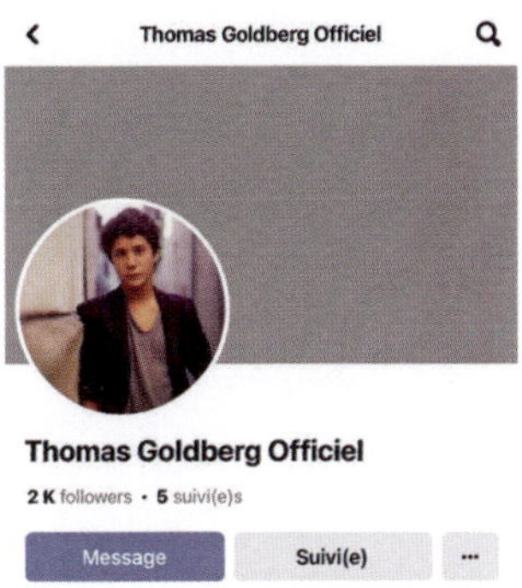

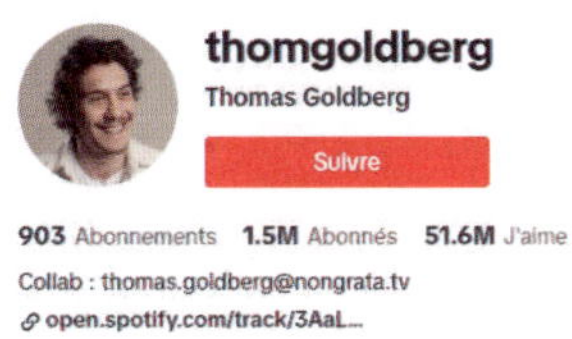

T'as plus d'1 500 000 abonnés. Je te jure que c'est vrai, les gens te reconnaissent dans la rue, tu fais des photos tous les jours, c'est fou. Mais t'es pas juste connu parce que tu fais des vidéos.

Tu vas aider les gens, Tom. Tu vas aider les gens à aller un peu mieux, tu vas aider plein de gens de ton âge à s'accepter, à accepter leurs rêves. Tu peux pas savoir à quel point je suis fier de toi. Parce que pour une fois, on fait quelque chose d'utile pour les autres. Tu vas parler de la vie, de ta vision de celle-ci, et même à 25 ans des gens qui auront le double de ton âge t'écouteront. Parce que t'as eu une putain d'éducation et que t'as plein de choses à apprendre aux gens. Bref, je sais que tu captes rien à ce que je te raconte là, tu verras...

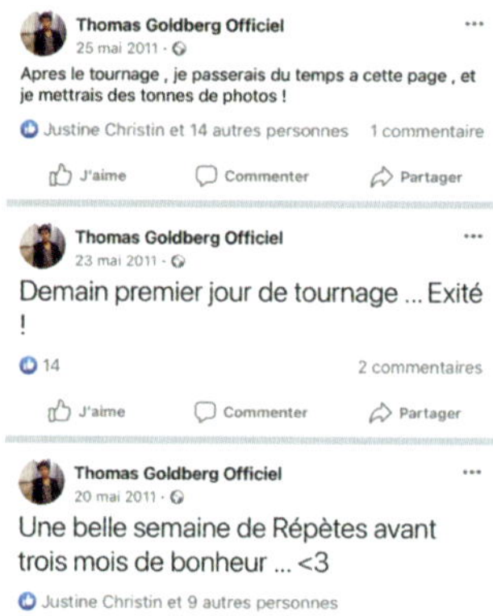
Thomas Goldberg Officiel
25 mai 2011 ·
Apres le tournage , je passerais du temps a cette page , et je mettrais des tonnes de photos !
Justine Christin et 14 autres personnes
1 commentaire
J'aime
Commenter
Partager
Thomas Goldberg Officiel
23 mai 2011 ·
Demain premier jour de tournage ... Exité !
14
2 commentaires
J'aime
Commenter
Partager
Thomas Goldberg Officiel
20 mai 2011 ·
Une belle semaine de Répètes avant trois mois de bonheur ... <3
Justine Christin et 9 autres personnes

Bon. J'ai quelque chose d'assez brutal à t'annoncer.
T'as arrêté le cinéma. Je te jure. Je suis le premier choqué, et en lisant ces lignes tu dois m'en vouloir énormément. Tu dois penser que j'ai été lâche, que j'ai pas eu les couilles de me battre jusqu'au bout, mais si tu savais comme j'ai tout donné. Je te jure que tu peux pas comprendre, et c'est normal que tu m'en veuilles, mais j'avais trop mal. C'était devenu trop douloureux.
D'ailleurs, on a fait une dépression. Alors je sais même pas si tu sais ce que c'est, en quoi ça consiste, mais pour te dire en quelques mots, on a tellement eu mal qu'on a perdu espoir en tout, et on a dû prendre des médicaments pour se soigner.

N'aie pas honte d'être triste, n'aie pas honte de ne pas réussir à te soigner tout seul, ça te fera gagner un peu de temps. Et écoute maman, ça t'en fera gagner énormément.

Je vais pas te parler de ça des heures, c'est pas joyeux et j'ai pas envie que ça te fasse peur pour rien. Juste, crois-moi, c'est une période. Ça s'améliore, et ça va s'améliorer encore.

J'ai une autre nouvelle assez folle à t'annoncer.
T'es *rappeur.*
MDRRRRRR AVOUE T'ES EN FOU RIRE EN LISANT ÇA.
MÊME MOI ÇA ME FUME DE RIRE, FRÉROT T'AS LE MÊME MÉTIER QUE BOOBA.
Je sais que t'en rêves déjà.

Je sais que depuis qu'on a vu Grégory t'as eu un déclic. Tu vas te voiler la face pendant longtemps, je te préviens, jusqu'à enfin accepter que c'est de la scène dont t'as besoin. Mais autant te dire que ça a pas été facile de t'arracher à ton métier d'acteur.
T'étais dans la plus grosse agence de cinéma de Paris et t'en es parti, tout seul. Tu vois, j'suis pas lâche. Justement, j'ai eu les couilles de tout quitter pour nous, pour qu'on gagne du temps.
On va refaire des films, on va même en réaliser, mais tout seuls, sans dépendre des autres.

L'amour, c'est toujours compliqué, mais là je crois que c'est sur le point de changer.
Je viens de tomber fou amoureux. Alors pour l'instant on n'est même pas ensemble, t'enflamme pas, rien n'est fait ! T'auras sûrement des nouvelles de Thomas du futur d'ici là.
J'ai hâte de savoir si c'est devenu la femme de ta vie. En tout cas mon reuf, si tu savais comme elle est belle. Si tu savais à quel point elle est belle. C'est la plus belle que t'auras vue de toute ta vie, tu peux pas la rater.
Ce que je veux te dire par là, c'est qu'il faut que tu vives. Que t'aies pas peur de tomber amoureux. Tu veux que je te dise, ça fait presque deux ans que je m'interdis de rencontrer qui que ce soit. Que j'ai décidé que l'amour, c'était pas pour moi pour l'instant. Que tout ce qui comptait c'était mon taf, et basta. C'est là qu'elle a débarqué dans ma vie. Tu sais pas ce qui va te tomber dessus, alors vis pour toi, le reste c'est que du bonus.

Ah oui, la pandémie est terminée, désolé de t'avoir fait flipper pour rien, mais je te jure qu'on a flippé, c'était pas rien. Je vais pas te donner trop de nouvelles du monde actuel, ça te traumatiserait beaucoup trop. En revanche, dans deux-trois ans, tu vas commencer à fumer et à jeter tes mégots par terre. Fume pas de clopes, s'il te plaît, fume pas tout court même, je t'en supplie.

T'as un petit chat. Il s'appelle Ombre. Ça te dit quelque chose ? Oui Tom, on pense à la même chose. Il est là, tous les jours avec toi.

Maman va très bien, de mieux en mieux, tu verrais ce qu'elle fait aujourd'hui tu serais sur le cul. Ah oui, de ton côté elle doit être en train de bosser sur un film qui la passionne pas trop avec des gens pas hyper bienveillants avec elle. Dis-lui qu'un jour elle sera entourée des plus grands acteurs, qu'elle sera considérée comme une des plus grandes coiffeuses du pays, et qu'elle aura enfin appris à dire merde aux gens qui lui font du mal.

Papa, ça va, c'est des hauts et des bas. On s'est un peu éloignés dernièrement, il est parti vivre avec tes petits frères dans le Sud. Il t'aime toujours plus que tout, tu l'aimes toujours plus que tout, mais tu vas lui en vouloir pour deux-trois trucs, alors vous vous le direz moins souvent. Mais fais attention à lui, il te reste quelques petites années à vivre avec lui, alors profite à fond.
On est sur la bonne voie, Tom. Regarde, putain, j'écris un livre sur nous. Je sais que t'y crois pas, et c'est bien. Je suis fier de toi et tu me manques tellement.

Je t'aime plus que tout.

À plus tard, rendez-vous dans quelques années.

[...]

UN AN PLUS TARD...

23 juin 2023

Aujourd'hui c'est le premier anniversaire de ma vie sans dépression. Aujourd'hui ça fait un an que je me suis sorti de tout ça.

Tu vas trouver ça fou, mais hier soir j'ai encore vu Billie Eilish en concert. Oui oui, elle est revenue le 22 juin, le même jour que l'année dernière. La coïncidence est folle, mais pour moi c'était presque logique.

En 2022, j'ai passé tout mon concert à pleurer toutes les larmes de mon corps jusqu'à avoir un black-out à cause de l'émotion, et d'oublier presque tout ce que j'avais vu. J'étais accompagné par mon ancien agent d'influence qui m'a escroqué de l'argent, mal dans mon corps en train de grossir, alcoolique, triste, bref, rien n'était sain.

Aujourd'hui, un an plus tard ; je me suis transformé, je fais du sport trois fois par semaine, j'ai réduit toutes mes addictions pour que ça ne me détruise pas à petit feu, je ne travaille qu'avec des gens bienveillants, un de mes rappeurs préférés est en train de devenir mon mentor, j'ai presque terminé mon premier album, j'écris un livre, je suis passé de 3 000 auditeurs mensuels à 30 000 et de 60 000 abonnés à 215 000 mais surtout, hier soir, j'étais avec ma maman à ce concert.

J'ai passé la soirée entouré des deux personnes qui m'apaisent le plus sur Terre, et j'ai pas versé une seule larme.

Ma maman était émerveillée par le talent de Billie et Finneas, je la voyais du coin de l'œil me regarder pour voir comment je gérais.

Je souriais, j'étais comme dans une plénitude de BIEN. Tout allait bien.

Elle était apaisée, j'étais apaisé.

Elle a chanté « Happier Than Ever », évidemment, cette fois-ci en version acoustique, sans la grosse partie rock de la fin.

Tout était dans la douceur, elle chantait ça avec nostalgie pour son ex, et moi avec nostalgie pour ma dépression. Ça y est, j'avais gagné, j'étais en paix.

J'étais presque déçu de ne pas « plus » ressentir, de sortir du concert en souriant et en disant « ouais, j'ai grave aimé ! » ; et puis j'ai compris.

C'est ça le bonheur. C'est juste être bien, peut-être pas dans l'extrême, mais justement, être stable et dans l'instant présent.

Ma maman me dit depuis des années de ne rien attendre et de tout provoquer, d'aller chercher le positif pour qu'il te renvoie encore plus, plutôt que de se complaindre dans ce qui ne va pas. J'ai mis des années à apprivoiser ce schéma de pensée, mais aujourd'hui j'ai compris.

En commençant le cinéma à 14 ans dans un énorme film français avec un rôle très intéressant, beaucoup de talent (oui, aujourd'hui je peux dire que j'étais pas si nul que ça), des parents dans le milieu, des centaines de contacts et de castings passés, voilà où j'en étais au bout de dix ans. Pas grand-chose. Et c'est long, dix ans.

En un an jour pour jour dans la musique, sans aucun talent pour la présence scénique, la voix, l'enregistrement studio et tout ce qui touche à ce milieu (sauf l'écriture peut-être), j'ai eu plus de coups du destin positifs qu'en dix ans de cinéma. Je ne peux pas tout vous spoil maintenant, mais il va se passer des choses. Tant que j'ai pas rempli trois Bercy d'affilée j'arrête pas de me battre, encore une fois, si je me suis relevé c'est pas pour rien.

En fait, c'est pas des coups du destin, c'est tout ce que je provoque chaque jour en me levant avec encore plus d'envie que la veille qui m'offre tout le reste.

Je viens d'écrire mon premier livre, peut-être que ce sera le dernier, mais en tout cas je suis réellement fier de quelque chose que je fais pour la première fois de ma vie.

Mon premier album sort bientôt, j'espère qu'il vous plaira.

Tout ça c'est grâce à vous, je vous aime.

Remerciements

C'est toi que je dois remercier. Toi qui tiens ce livre en ce moment,
toi qui écoutes ma musique dans tes écouteurs le matin,
ou toi qui viens me voir en concert.
Depuis mes 14 ans je donne tout pour que tu sois fier·e de moi, et si ce projet de livre voit le jour aujourd'hui c'est juste parce que t'es là. Je te remercierai jamais assez de me donner ma chance dans ce monde de fou,
mais je me bats tous les jours pour te montrer que t'as eu raison de le faire.

Merci Maman de m'avoir permis d'être qui je suis aujourd'hui. Tu sais à quel point je t'aime, on se le dit douze fois par jour, mais j'espère que tu sais à quel point j'ai conscience de la chance que j'ai de pouvoir vivre comme j'en ai envie, et surtout de ne pouvoir écouter que mon cœur et mon instinct. Tout ça c'est grâce à toi. Tu m'as souvent dit que t'étais pas sûre d'avoir été la meilleure mère possible… Ton fils est libre, Sophie, t'as tout gagné.

Merci Papa de m'avoir montré ce qu'était un vrai Homme. Merci de m'avoir montré que ce qui compte, c'est de prendre soin des gens, de s'assumer, d'assumer ses émotions et ses faiblesses. Merci de m'avoir fait comprendre que personne ne compte plus sur Terre que sa maman.

Merci Louis et Jules d'être là pour me donner envie de vivre pour quelqu'un d'autre que moi.

Merci Shadow d'avoir protégé mon cœur pendant tant d'années,
Merci Ombre d'avoir pris le relais.

Merci Agathe Hassenforder de m'avoir donné l'opportunité de devenir quelqu'un.
Merci Valérie Espagne d'avoir validé cette opportunité.
Merci Rodolphe Lauga d'avoir eu le courage de croire en moi jusqu'au bout.
Merci Guillaume Canet d'avoir été mon mentor pendant ces quelques années.
Merci Marion Cotillard d'avoir eu les mots les plus précieux pour un jeune acteur en galère.

Merci Gilles Lellouche d'avoir essayé de me donner la force de continuer à me battre.
Merci Camille Razat et Étienne Baret d'exister, je vous aime, merci d'être dans ma vie.

Merci à Méline, Catherine, Lizzie et Fabien de m'avoir dégoûté de cette industrie dégueulasse et de m'avoir permis de rencontrer ma vraie passion assez tôt pour décider de tout plaquer.

Merci à Victor et Thierry de m'avoir arnaqué et manipulé pendant tout ce temps, ça m'a offert une capacité à me protéger que j'aurais jamais connue autrement.

Merci à KIKESA, Saan, Racy J, David Delaplace, et Live Nation de m'autoriser à croire en moi dans un domaine aussi terrifiant et casse-gueule que la musique.

Merci à Alaïa, Paul, Milena, Rosanna, Maxence, Maxime, Simon, Emilio, Ryan, Anastasia, Marc, Lola et Elcia d'avoir été sur le chemin de ma vie.

Merci à Evan Nataf d'avoir accompagné cette aventure, fait de moi un auteur en me représentant mais surtout de faire tout ça en étant mon pote.

Merci à Léna Mahfouf d'avoir ouvert les portes en montrant qu'on pouvait avoir 20 ans, une communauté solide et écrire un best-seller.

Merci à Sophie Rouanet d'y avoir cru. C'est fou. Merci de m'avoir fait confiance, de m'avoir laissé tant de liberté et d'avoir eu le courage de me suivre du tout début jusqu'à la toute fin ; merci d'avoir laissé un mec de 25 ans écrire 100 % de son livre sans aide ni supervision. Merci d'avoir fait ce que des dizaines n'ont pas eu le courage de faire pendant plus de dix ans.

Merci à Robert Laffont de m'avoir donné envie d'écrire mon histoire et de m'avoir fait confiance jusqu'au bout. Je suis trop trop trop fier d'avoir pu créer ça avec vous.

Merci Billie d'avoir tout changé. D'avoir été la clé à ce cadenas malsain qui semblait éternel.
Je te jure qu'un jour on parlera de tout ça, et je te ferai même lire ces lignes.

Et au cas où tu relis ces lignes un jour, quelques années plus tard, qui sait :

Merci Thomas. Merci d'avoir continué à croire en notre folie jusqu'au bout, merci d'avoir eu mal, merci d'avoir été perdu, merci d'avoir écouté que ta tête pendant toutes ces années. Tu nous as permis de comprendre le prix des choses de la vie. Si un jour tu tombais une nouvelle fois, sache que celui du futur va mieux que toi, que dans son univers, il est heureux. Il te suffit juste de t'accrocher. Juste un peu.

Je t'aime.

À ma maman.

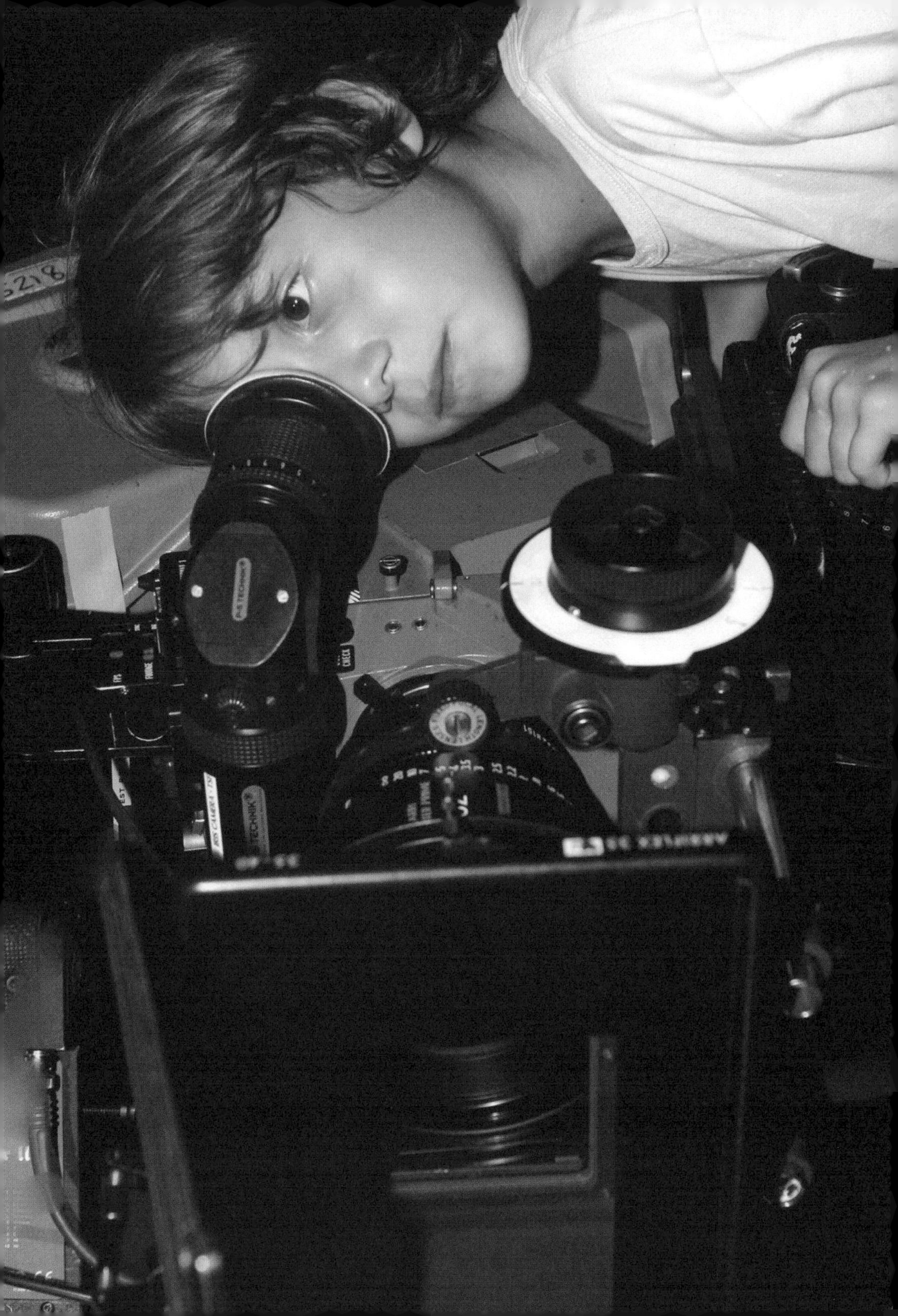

Table des matières

#lisez! engagé
www.lisez.com
Pour plus d'information :
Imprimé sur du papier issu de forêts gérées durablement.

N° éditeur : 66712/02
Photogravure : Point 11
Imprimé en France par Estimprim – 25110 Autechaux